U0233109

医学美容解剖与临床系列丛书

——陈氏——
面部**SMAS**除皱术

主　审　隋鸿锦

主　编　陈学善　于胜波　王春梅

副主编　李艳梅　李菲菲　罗湧彬

编　者　周安泰　秦　涛　汪立东　刘洪游

　　　　陈洪军　代礼先　陈海川

Chen's SMAS-based
Facelift Surgery

电子工业出版社
Publishing House of Electronics Industry
北京·BEIJING

序

面部年轻化已成为当下医疗美容行业最为普及的热点项目，随着"颜值"经济的发展，追求容貌年轻态已经成为大家，尤其是女性的重要生活目标之一！可以延缓面容衰老的医疗美容项目，如面部除皱术、微整形注射、脂肪面雕术、线雕埋置术、传统中医药调养、光电子设备等，都对延缓面部衰老有着良好的效果。

医疗美容与外科的其他领域一样，都以解剖学作为基础与支撑。医疗美容技术发展迅猛，对解剖学提出了更高的要求；而且求美者愈发趋向彰显个性及追求完美，传统解剖学已不能满足该学科的发展，亟须与时俱进，开拓创新。

本书作者陈学善教授，曾在大连医科大学附属第一医院整形外科深耕多年，对解剖学在医疗美容临床工作中的重要性沦肌浃髓。1994年以来，陈教授以其敏锐的前瞻性眼光，与大连医科大学解剖教研室隋鸿锦教授（国家科学技术进步奖二等奖获得者）、于胜波教授等强强联手，珠联璧合，聚焦面部精细解剖，心无旁骛，勇于探索。经过近30多年的努力，他们创立了P45断层塑化技术，并将其应用于临床：创新术式，简化操作，首创"陈氏面部SMAS除皱术"，真正让患者实现"逆龄蜕变"，而且效果持久、稳定，获得了广大求美者及业界同道的一致好评！实践证明，陈氏面部SMAS除皱术方法科学，效果可靠，值得推广。

《陈氏面部SMAS除皱术》一书，从面部精细解剖学和临床实践的角度，将面部SMAS双平面阶梯提升术介绍给读者，内容翔实，图文并茂，让人耳目一新。相信此书的出版，将会助推面部SMAS除皱术的普及与推广，并将对非手术类面部年轻化技术操作起到"向导"作用。预见未来，本书必将成为医疗美容工作者的案头必备之书。

中国协和医科大学

中国医学科学院整形外科医院

黄金井

2022.6.15

北京

前　言

　　美容外科学的迅猛发展促使其亚学科趋于细化。面部精细解剖学是面部除皱术的基础和核心，尤其对于年轻的美容外科医生来说，不越之，则郁之。不解决好面神经、血管和韧带的相关问题，很难把除皱术做好、做精。

　　本书突破了既往整形外科对除皱术的介绍，从面部精细解剖学和临床实践的角度将陈氏面部SMAS除皱术简明扼要地呈现给读者，图文并茂，让人耳目一新，一看就懂，一学就会。我将本书的内容归纳为五个"一"：

　　一根血管：颞浅动脉及其分支（面横动脉、颧眶动脉）。
　　一根神经：面神经（颞支、颧支、颊支）。
　　一条韧带：颧韧带。
　　一层SMAS：超高位SMAS、高位SMAS、低位SMAS。
　　一个目的：年轻态。

　　希望此书能对读者有所帮助，即使是书中的一句话或一张图。

陈学善

2020.01.01

目 录

SMAS

Chapter 01

第一章

✕

绪　论

面部除皱术（face rhytidectomy），又称面部提紧术、面部提升术或面部年轻化外科手术，是治疗面部老化的一类手术技术。

一、面部除皱术发展简史

面部除皱术的历史可追溯至百余年前，至今经历了数次重大技术革新，实现了跨越式的发展。这与人们对面部解剖与老化机制的不断深入了解、手术技术的不断进步及手术理念的不断转变是分不开的。

1901年，Hollander为波兰的一位贵族施行了第1例面部除皱术。1927年，Barnes对原术式进行了改进。1970年以前，面部除皱术的核心为单纯的皮肤提拉收紧，未对浅筋膜做任何处理。这种做法被认为是第一代面部除皱术。

1974年，Skoog首次于面部皮下分离出一层筋膜样结构，其与颈阔肌相连续。1976年，Mitz与Peyronie将其命名为"浅表肌腱膜系统（superficial musculoaponeurotic system，SMAS）"。自此，面部除皱术进入里程碑式的发展时代，即第二代面部除皱术时代。各类面部除皱手术技术均围绕SMAS展开。

1989年，Furnas报道了面部支持韧带的解剖及其作用。Hamra指出，面部老化会引起深层组织移位。1990年，深层除皱术（deep-plane rhytidectomy）提出。1992年，复合除皱术（composite rhytidectomy）提出。这些概念和技术相关问题的出现标志着第三代面部除皱术时代的开启。

1993年，Owsley确认了Hamra关于中面部前内侧区增厚的皮下脂肪的描述，并将其命名为颧脂肪垫。2000年以后，众多SMAS浅层除皱技术均是与颧脂肪垫悬吊技术相结合，共同纠正中、下面部松垂。

Psillakis等描述了骨膜下除皱术的概念（1983—1984年）。其后，内镜也逐渐被引入面部除皱术。1994年，Teimourian等提出了多层次面部除皱术的概念。

随后，面部除皱术的理念再度发生变化，更多医生开始寻求创伤更小、恢复期更短的手术方式，如Baker的外侧SMAS部分切除除皱术，Saylan的S形除皱术与Tonnard等的小切口面部除皱术。

2008年，Rohrich和Pessa提出"脂肪室"的概念。自此，面部年轻化的外科治疗核心开始从单纯的面部提升转移到调整面部软组织容量与分布方面。

与国外相比，国内面部除皱术虽然开展较晚，但是发展很快。1965年张涤生开展了国内首例面部除皱术，其余大部分是在1980年以后进行的。1987年高景恒将SMAS颈阔肌除皱术用于临床。1989年王志军报道了面部除皱术与面部相关解剖学研究。1990年宋业光报道了骨膜下除皱术。2003年隋鸿锦、陈学善致力于面部SMAS除皱术与面部精细解剖学的研究与应用。

二、面部除皱术的地位、特点和优势

随着年龄的增长，面部逐渐出现衰老，由浅至深累及多层组织，包括皮肤、浅筋膜、SMAS、骨骼等。主要表现为面部组织松垂、容积变化（萎缩或肥厚）及皮肤色泽、质地的改变。面部年轻化手术主要是针对性地解决组织结构松垂性老化改变，其中面部除皱术为其代表性手术。目前没有哪一种技术像面部除皱术一样，能够实现对老化面部的全面改善，将面部解剖结构恢复到年轻状态。因此，面部除皱术是面部年轻化外科治疗的基石。

近30年来，美容外科聚焦在SMAS的研究和应用领域，各类手术技术围绕SMAS展开。SMAS具有如下特点：

1. 它是一个非弹性结构层，是皮下脂肪的载体，能够提供有效和持续的提升。

2. 它有着极佳的活动度和提升空间，以及比皮肤更好的抗拉伸力，无须张力悬吊皮肤，能有效防止术后瘢痕增生。

3. 用SMAS提紧松垂的面部软组织，可以恢复面部轮廓的自然状态。

4. 皮肤及SMAS作为两个独立的解剖层次，剥离时具有明显的结构优势，它们在不同方向、不同张力下可提升不同的距离。

5. 在美学多样性方面，可以满足不同的审美需要，求美者满意度高。

6. 年轻化效果更好、更自然、更持久。

SMAS除皱术的各种术式间的主要区别在于剥离层次、剥离范围、SMAS筋膜的处理方式、组织瓣的提升方向和颊脂垫悬吊等方面。

陈氏面部SMAS除皱术创造性地将解剖学三次进展（SMAS、支持韧带、脂肪室）和三代除皱技术相融合，研发出包括"双平面技术＋高位SMAS技术＋颧韧带离断技术＋颊脂垫悬吊技术"的综合技术。该术式化繁为简，突破了神经、血管和韧带的技术壁垒，颠覆了传统除皱术的理论思想和技术手段，使手术更精确、更安全，效果更完美、更自然，达到恢复并维持面部年轻化10年以上的效果。

这种术式具有显著的优势：

1. 双平面技术实现美学设计的多样性

手术分别剥离皮瓣和 SMAS 瓣，使两层组织相互独立，可以向不同方向提升。SMAS 垂直方向提升效果更好；同时，SMAS 提升可以降低皮肤张力，减少瘢痕产生。

2. 超高位 SMAS 技术能够更好地保持软组织复位的长期效果

在颧弓上方水平剥离 SMAS 瓣，离断颧韧带和大部分咬肌韧带，使颧颊部 SMAS 完全松解，从而获得更加理想的美学效果。

3. 颊脂垫悬吊补充面中部组织容量

颊脂垫悬吊技术是通过悬吊颊脂垫，为眶下、颧弓下及颞部组织容量缺失的面中部补充组织容量，重新复位。临床效果明显。

4. 面部精细解剖和精准手术技术的完美结合

避免了面神经分支和面部相关血管损伤的风险。手术安全、易学，围手术期管理简便，是美容外科医生首选的面部 SMAS 除皱术术式。

5. 求美者轻松接受

手术只需要局麻，切口隐蔽；具备术中不出血、术后不包扎、随做随走、不影响生活和工作的特点，求美者接受度高。

这种术式无论在理念还是技术方法方面，都为面部除皱术提供了新的路径和方向。

三、面部除皱术展望

面部除皱术作为面部年轻化外科治疗的基石，发展至今，衍生的术式有上百种。术式的更新换代与解剖学的精准、深入，手术技术的进步及手术理念的不断更新息息相关。

1. 面部除皱术向着更小创伤的方向发展

人们普遍渴望年轻、健康和充满活力，因此面部除皱术被越来越多的人接受。人们普遍要求手术不影响日常工作。于是，更多医生开始寻求创伤更小、恢复期更短的手术方式。

从最初的皮下分离提紧，到SMAS除皱术，再到更深层次的复合除皱术及骨膜下除皱术，手术创伤逐级变大。随后，面部除皱术向着更小创伤的方向发展。

2. 提升与填充的理念逐渐达成共识

面部老化是一个复杂的过程，是面部各部分变化及其相互作用的共同结果。组织结构松垂性老化改变和面部组织容量、分布、位置和相互毗邻关系的改变与面部老化密切相关。

面部年轻化手术的核心也从单纯的面部提升转向调整软组织的复位与分布，对面部轮廓进行精细化雕塑。国内已经开展了 SMAS 除皱术联合自体脂肪面部填充术，治疗效果得到了肯定。

自体脂肪面部填充术绝不是面部除皱术的附加手术，而是面部年轻化外科治疗不可或缺的重要组成部分。基于面部脂肪室的靶向脂肪移植，能够实现精准注射，更符合生理性的脂肪分布效果，是未来面部脂肪移植的发展方向。

3. 新技术、新设备将在面部除皱术中发挥重要作用

内镜技术在面部除皱术中的应用是一次突破，使面部除皱术从纯手工操作向设备外科发展。内镜设备的不断改进，使其在面部除皱术中发挥重要作用。

面部识别技术、视觉追踪技术、三维成像技术等，把面部除皱术引向智能化发展的阶段。

"互联网＋"的发展为面部除皱术提供了新的技术交流平台，远程会诊、远程指导、远程培训可以使世界各地的美容外科医生实现紧密、便捷的对话和交流，有利于面部除皱术的发展。

总之，每一项技术都经历了古今中外许多人的研究、创新和大量积累。面部除皱术也一样，在学习中继承，在探索中创新。

SMAS

Chapter 02

第二章

——✖——

面部 SMAS 除皱术
解剖基础

第一节　头面部的骨性结构和分区

　　颅由23块扁骨和不规则骨组成，绝大部分通过缝和软骨彼此牢固连接，构成整颅。颅通常以眶上缘、颧骨额突后外侧缘、颧弓上缘、外耳门和乳突为界，分为脑颅和面颅两部分。脑颅骨有8块，包括成对的颞骨和顶骨，不成对的额骨、筛骨、蝶骨和枕骨。面颅骨有15块，包括成对的上颌骨、颧骨、泪骨、鼻骨、腭骨和下鼻甲，不成对的犁骨、下颌骨和舌骨。

一、颅盖

　　颅盖前界为眶上缘，后界为上项线，两侧以颞线为界。前部略窄，可见眉弓和额结节。

二、颅前面观（图2-1-1）

　　1. 眶　眶口呈方形，眶上缘由额骨构成，外侧锐薄，内侧钝圆，可见眶上切迹和额内侧切迹。眶下缘由颧骨和上颌骨连接而成，内侧由额骨及上颌骨额突的泪前嵴构

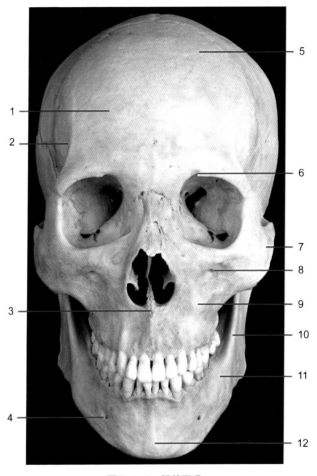

图2-1-1 颅前面观

1.额结节 2.颞线 3.鼻前棘 4.颏孔 5.颅盖 6.眶上切迹 7.颧骨
8.眶下孔 9.上颌骨 10.斜线 11.下颌骨 12.颏隆凸

成；外侧钝圆，由额骨颧突和颧骨的额蝶突构成。

2. 颧骨　位于眶的外下方，有3个面和3个突起。

颧骨的外侧面，即颊面，表面隆凸，朝向前外方。颊面的内上方有颧面孔，多为单孔，2～3孔者少见，与眶缘的距离平均为7.8mm，有颧神经的颧面支及血管通过。颊面中部有小隆起，有颧肌和提上唇肌附着。颞面呈凹面，朝向后内方，构成颞窝前界。颞面有颧颞孔，其内有颧神经的颧颞支通过。眶面平滑而凹陷，构成眶下壁的前外侧部及眶的外侧壁。眶面中部有颧眶孔，是颧骨管的开口，此管的另外2个开口是颧面孔和颧颞孔。

额蝶突上接额骨颧突，形成颧额缝，后接蝶骨大翼。颞突扁平，突向后方，以颧颞缝与颞骨颧突连接，构成颧弓。上颌突与内侧的上颌骨颧突相接，形成颧上颌缝。

3. 骨性鼻腔　位于两眶及两侧上颌骨之间，前方以梨状孔开口于面部。鼻骨的下端构成该孔的上界，上颌骨的鼻切迹构成该孔的外侧界和下界。鼻切迹内下端与对侧吻合，形成鼻前棘。

4. 上颌骨　与下颌骨共同构成颜面的大部分。上颌体的前面光滑微凹，下部有数个纵行隆起的牙槽轭，外上部浅窝为尖牙窝。窝的上方有眶下孔，是眶下沟和眶下管的开口，有同名血管和神经穿出。眶下孔多数为单孔，与眶下缘的距离男性平均为8.9mm，女性平均为8.4mm。

5. 下颌骨　包括下颌体和1对下颌支。下颌体近似马蹄铁形，可分为内、外面和上、下缘。外面中线为下颌联合，有微嵴，下端隆起为颏隆凸，其两侧有颏结节。该结节的外侧可见颏孔，有同名血管和神经穿出。颏孔多位于第二前磨牙下方，与下颌底的距离男性为16.6mm，女性为15.1mm。

三、颅侧面观（图2-1-2）

颅骨侧面向上以颞线与颅盖为界，向前以额骨颧突后缘的垂直线为界。主要结构有颧弓、外耳门、颞窝和下颌骨的下颌支等。

1. 颧弓　由颧骨颞突和颞骨颧突构成的弓形骨板，悬于颞窝和颞下窝之间。颧弓上缘较锐薄，有颞深筋膜附着；下缘较钝圆，有咬肌附着。

2. 外耳门　位于颞骨乳突和颞下颌关节之间，边缘粗糙，有外耳道软骨附着。

3. 颞窝　由顶骨、颞骨、额骨、蝶骨和颧骨构成，整体呈半圆形，有颞肌附着。前界为颧骨颞面和额骨颧突，上界为上颞线，外侧界为颧弓，向下与颞下窝相通。

4. 下颌骨的下颌支　为长方形骨板，有2面、4缘和2突起。外侧面下部有咬肌粗隆。内侧面有下颌孔，通下颌

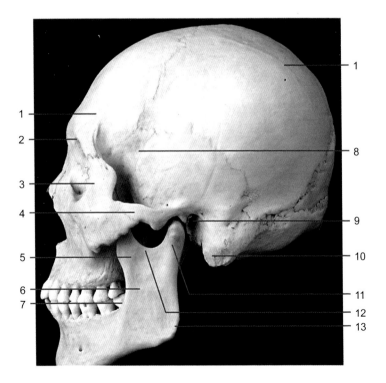

图2-1-2 颅侧面观

1. 颞线 2. 眶上缘 3. 颧骨额突 4. 颧弓 5. 下颌骨冠突 6. 下颌支 7. 斜线
8. 颞窝 9. 外耳门 10. 乳突 11. 髁突 12. 下颌切迹 13. 下颌角

管，其前端开口于颏孔。前缘上段锐薄，向上移行于冠突前缘；前缘下段钝圆，向下移行于斜线，向前移行为下颌底。下缘与后缘构成下颌角。上缘前部突起为冠突，后部突起为髁突，二者之间为下颌切迹。

第二节　面部软组织的层次特点

一、面部软组织层次（图2-2-1）

面部上界为眶上缘、颧骨额突后外侧缘、颧弓上缘和外耳门，下界为下颌底、下颌角至乳突连线。面浅部结构分为五层，由浅入深分布如下：

1. 皮肤　面部皮肤薄而柔软，血运丰富，易于伸展。皮脂腺、汗腺和毛囊丰富。大部分面部皮肤因为浅筋膜疏松，所以移动性强。鼻翼部和颏部的皮肤与浅筋膜结合紧密，不易移动和分离。

2. 浅筋膜　浅筋膜为疏松结缔组织，含有分布不均的脂肪。眼睑和唇部浅筋膜较薄。浅筋膜内含有皮下支持韧带，连于真皮乳头与SMAS。另外，浅筋膜内还含有丰富的血管、神经、淋巴管及表情肌纤维。

3. SMAS　SMAS为面部软组织第三层结构。在面前部以表情肌为主，向颅盖经枕额肌额腹移行为帽状腱膜。在面侧部以腱膜为主，位于腮腺咬肌浅面，向上越过颧弓移行为颞浅筋膜，向下与颈阔肌相延续，向后下延续走行于胸锁乳突肌浅面。

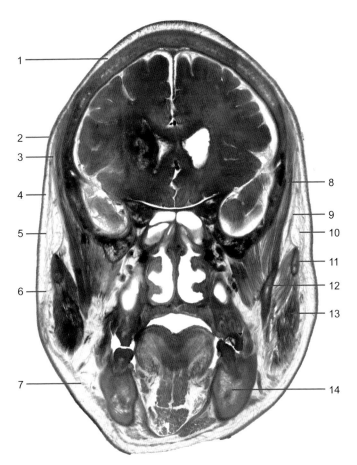

图2-2-1 头P45断层塑化冠状切面（经下颌骨冠突）

1. 帽状腱膜 2. 皮肤 3. 颞深筋膜 4. 浅筋膜 5. 颞浅筋膜

6. SMAS膜性区 7. 颈阔肌 8. 颞肌 9. 颞深筋膜深层

10. 颞深筋膜浅层 11. 颧弓 12. 下颌骨冠突 13. 咬肌 14. 下颌体

4. 支持韧带和间隙 位于 SMAS 深面，为面部第四层结构。其中存在较多的脂肪间隙，例如颧前间隙、咬肌前间隙和颊间隙等，因此眶周和口周的表情肌有大幅度活动的空间。另外，在脂肪间隙的边界处可见支持韧带。在面前部和面侧部的过渡区，韧带尤为丰富，如颧韧带、咬肌韧带和下颌韧带等。

5. 骨膜和深筋膜 在面侧部，下颌支后方和浅面分布有腮腺和咬肌。在颧弓深面及其以上的颞区分布有颞肌。它们的表面分别覆盖腮腺咬肌筋膜和颞深筋膜，与颧弓骨膜一起构成第五层。在面前部，眶口周围骨面、鼻骨、上颌骨和下颌体的骨膜构成第五层。在眼睑，眶隔和睑板与眶周的骨膜层相延续。在鼻翼，软骨膜与鼻骨的骨膜层相延续。在口腔侧壁，颊肌及其筋膜位于深部。

二、面部软组织层次变化特点（图 2-2-2）

面部分为眶区、鼻区、口区、眶下区、颧区、颊区、颏区、腮腺咬肌区和耳区等。面部各区软组织各层结构的内容和丰富程度各不相同。总体来说，面侧区皮肤移动度大于面前区，浅筋膜脂肪量也多于面前区。面侧区的 SMAS 以腱膜为主，面前区的 SMAS 以表情肌为主。面侧区的 SMAS 下间隙、脂肪间隙和脂肪量相对不明显，面前

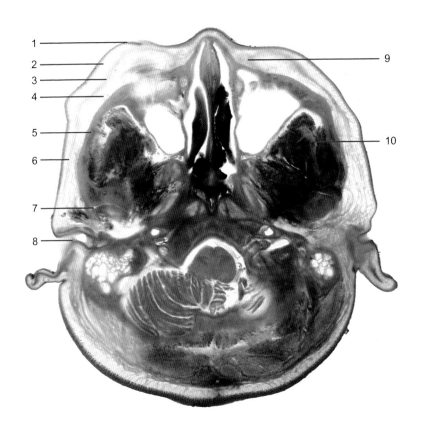

图2-2-2　头P45断层塑化水平切面（经颧弓）

1. 皮肤　2. 浅筋膜　3. 眼轮匝肌眶部　4. 颧前间隙　5. 颧弓　6. 颞浅筋膜
7. 颞下颌关节　8. 外耳道　9. 提上唇鼻翼肌　10. 颞肌

区的SMAS下间隙明显。例如，在腮腺区，腮腺浅面覆盖腮腺筋膜，其与SMAS结合较紧密，二者之间脂肪组织较少。在咬肌区，咬肌浅面覆盖咬肌筋膜，其与SMAS之间结合疏松，为咬肌前间隙，脂肪组织较多。在前面部颊肌区，颊肌表面覆盖深筋膜，其浅面存在大量脂肪组织，即颊脂垫。

第三节　皮肤和浅筋膜

一、皮肤的结构

1. 表皮　位于皮肤的表层，由复层扁平上皮组成。其厚度因身体部位而异，一般为0.07～0.12mm。从基底到表面，表皮可分为5层，即基底层、棘层、颗粒层、透明层和角质层。

2. 真皮　位于表皮下方，深部与浅筋膜相连。其厚度一般为1～2mm，分为乳头层与网状层。

（1）乳头层　真皮的浅部向表皮深面突出形成真皮乳头层，与表皮紧密相连。乳头层内胶原纤维较细，弹性纤维和细胞成分较多；含有丰富的毛细血管和神经末梢。

（2）网状层　位于乳头层的深面，与乳头层之间无明显界限。该层内胶原纤维较粗，弹性纤维较多，细胞成分少。纤维束互相交织成网，使皮肤具有较大的韧性和弹性。网状层内含有小血管、淋巴管、毛囊、皮脂腺、汗腺及神经末梢等。

二、皮纹

由于皮肤组织中的纤维排列方向不同，并且它们受牵引力的影响，因此皮肤表面有许多粗细、长短、深浅和走行不一的沟纹，即皮纹，又称为 Langer 皮纹。面部皮纹排列与皮内胶原弹力纤维束的长轴方向一致。眼部皮纹环绕眼裂。额部皮纹横向平行排列。鼻部皮纹呈纵向平行排列，自眉间向下延伸。面颊部的皮纹则由上内斜向下外方。上、下唇的皮纹基本上是纵向排列的。手术切口力求与皮纹方向一致，这样切口裂开最小，愈合后瘢痕也最小，是美容手术切口的基本原则之一。

三、皮肤的血管、神经和淋巴管

1. 皮肤的血管　皮肤内的小动脉由皮下浅筋膜进入真皮，由浅至深经过不同层次时，其分支互相吻合形成血管网。皮肤血管网的层次由浅至深分别为乳头层、乳头下层、真皮层、真皮下层、皮下层和筋膜层。表皮中不含血管，表皮细胞主要由来源于真皮的组织间液提供营养。

在正常的血液灌流下，皮肤颜色红润、有光泽。当微动脉强烈收缩时，皮肤血流灌注不足，肤色灰暗、苍白。当微血管血液淤滞时，皮肤呈现不同程度的发绀。

2. 皮肤的神经　皮肤内神经末梢丰富，包括游离神经末梢和有被囊的神经末梢，主要是三叉神经的有髓纤维末梢。皮肤内也有无髓的自主神经纤维末梢，分布于血管、腺体和平滑肌中。神经进入真皮，在真皮深部形成深层神经丛，而后沿血管向上到乳头层，再形成浅层神经丛。大部分神经止于真皮内，有一些可以穿过基底膜，但不进入表皮。

3. 皮肤的淋巴管　皮肤淋巴管可分为乳头下丛和深丛两部分。乳头下丛的位置与血管的乳头下丛相当，深丛位于真皮下部和浅筋膜交界处。

第四节 面部皮肤韧带

面部皮肤韧带一般呈细条带状，是致密的结缔组织束，起自面颅骨骨面或深筋膜。部分韧带伸向浅面，穿过SMAS和浅筋膜止于真皮，直接固定和支持皮肤（图2-4-1）。另一部分韧带伸向浅部止于SMAS，通过浅筋膜间接牵拉和支持皮肤。在行陈氏面部SMAS除皱术时，视具体情况可切断某些韧带，以增加SMAS移动度，取得更加理想的手术效果。

一、颧骨皮肤韧带（颧韧带）

颧骨皮肤韧带为2~3条白色的腱性致密结缔组织束，位于颧肌起点的后方，起于颧弓前端下缘骨膜或颧骨颊面，纤维束稍斜向前下，穿过SMAS和浅筋膜，呈扇形止于真皮（图2-4-2，图2-4-3）。此韧带长约1.1cm，宽约1cm，厚约0.3cm。面横动脉和面神经颧支在SMAS的深面，前行于该韧带上、下方或穿经该韧带，同时该韧带的纤维束与面横动脉和细小的感觉神经相伴达皮肤和浅筋膜。因此，紧靠皮肤切断该韧带有利于保护血管和神经。

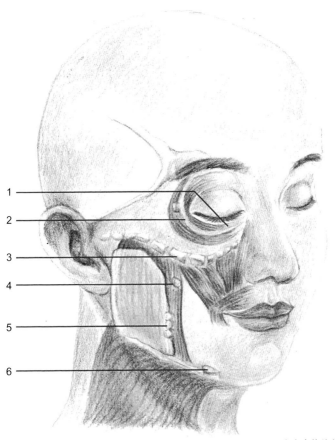

1. 泪槽韧带
2.
3.
4.
5.
6.

（孙诗竹绘）

图2-4-1 面部皮肤韧带模式图

1. 泪槽韧带 2. 眼轮匝肌支持韧带 3. 颧骨皮肤韧带

4. 上咬肌皮肤韧带 5. 咬肌皮肤韧带 6. 下颌韧带

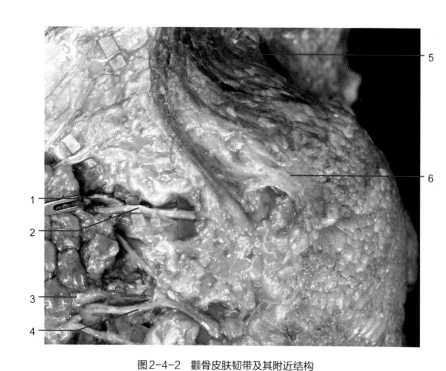

图2-4-2 颧骨皮肤韧带及其附近结构

1.面横动脉 2.面神经颧支 3.腮腺管 4.面神经颊支
5.眼轮匝肌 6.颧骨皮肤韧带

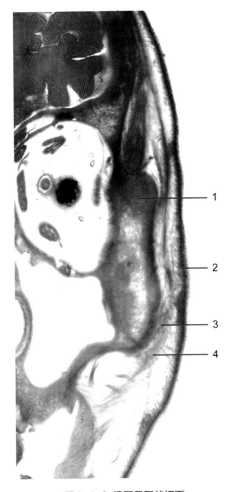

图2-4-3 经颧骨冠状切面

1. 颧骨 2. 皮肤 3. 颧骨皮肤韧带 4. SMAS

二、咬肌皮肤韧带（咬肌韧带）

咬肌皮肤韧带纵向排列于咬肌前缘附近。根据其起点的不同由上而下可分为三组。上组纤维量较少，起于咬肌起始部的咬肌筋膜表面，行向浅面，止于SMAS。中间组为咬肌皮肤韧带的主要组成部分。起于咬肌筋膜前缘，经颊脂垫的后下方行向浅面，止于SMAS。下组纤维量亦较少，为1~3束纤维，在咬肌前缘下段向上浅方向走行，止于颈阔肌（图2-4-4）。该韧带与血管神经的关系甚为密切。面神经颧支和面横动脉、面横静脉紧贴韧带上方。腮腺管前行于血管下方，相当于鼻翼与口角连线的中点至耳屏间切迹连线的中段深面。面神经颊支向前穿行于中间组的纤维束间，达颊脂垫浅面，然后分布于上唇和鼻周围的表情肌。下组纤维束上方有面动脉、面静脉斜过，下方有面神经下颌缘支横过。上述血管、神经主干均行于SMAS的深面，在剥离SMAS和切断韧带时，勿伤及这些重要结构。

三、颈阔肌悬韧带

颈阔肌悬韧带被颈阔肌覆盖，略呈后上斜向前下的横向走行。该韧带起于茎突下颌韧带、茎突舌骨肌和二腹肌

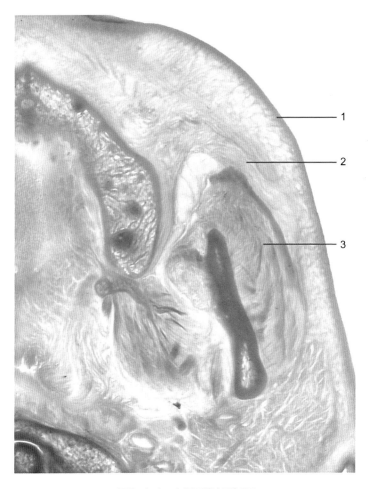

图2-4-4　上颌牙槽水平切面

1.皮肤　2.咬肌皮肤韧带　3.咬肌

后腹，为左右短、上下宽的扁带状纤维束，横行向外经腮腺、下颌角和下颌下腺三者之间，再经胸锁乳突肌前方行向浅面。下部纤维止于颈阔肌深面，上部纤维止于与颈阔肌相续的SMAS的腱膜性区（图2-4-5）。其起止点之间长约1.5cm，自耳垂点至下颌下腺后上缘宽约6.4cm，在下颌角点平面厚约0.3cm。面神经颈支紧贴韧带前面，下行一段距离后分支布于颈阔肌。颈外静脉下行于韧带后方与胸锁乳突肌之间。耳大神经在韧带后方行向前上，距耳垂点2~3.6cm，斜穿韧带上段后分支入腮腺。在切断该韧带时应注意其前、后方的血管和神经。

四、泪槽韧带、眼轮匝肌支持韧带

眼轮匝肌支持韧带起源于眶缘，止于眼轮匝肌睑部与眶部结合处，与泪沟和睑颊沟位置正好对应（图2-4-6）。在眶外侧，眼轮匝肌支持韧带与眶外侧筋膜增厚区相延续。在上、下眶缘内侧约1/3处，眼轮匝肌支持韧带延续为眼轮匝肌与眶缘骨面的直接结合部。眼轮匝肌支持韧带的主要作用是固定眼轮匝肌的位置并限制眶外炎症进入眶内，但它并不能限制泪沟及睑颊沟沿线以外的皮肤、软组织等松弛及眶脂肪膨出。因此，眼轮匝肌支持韧带止点的沿线最容易出现睑颊沟。

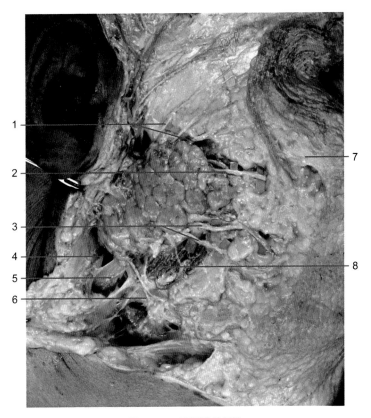

图2-4-5　颈阔肌悬韧带

1. 面神经颞支　2. 面神经颧支　3. 面神经颊支　4. 面神经颈支
5. 颈阔肌悬韧带　6. 面神经下颌缘支　7. 颧骨皮肤韧带　8. 咬肌

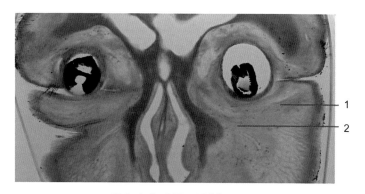

图2-4-6　经眶口冠状切面

1. 眼轮匝肌支持韧带　2. 泪槽韧带

五、下颌韧带

　　下颌韧带的起点位于下颌体前，距下颌体下缘约0.59cm处的外侧面骨膜，呈与下颌体长轴平行的条带状。下颌韧带由8~15条双排平行排列的结缔组织小束组成。伸向浅面，穿过肌束和脂肪团止于真皮（图2-4-7）。此韧带长约0.68cm，宽约2.95cm，厚约0.53cm。

六、颈阔肌耳韧带

　　颈阔肌耳韧带是连于颈阔肌后上缘与耳垂后下方三角形致密区之间的筋膜性韧带（图2-4-8）。耳垂后下方的浅

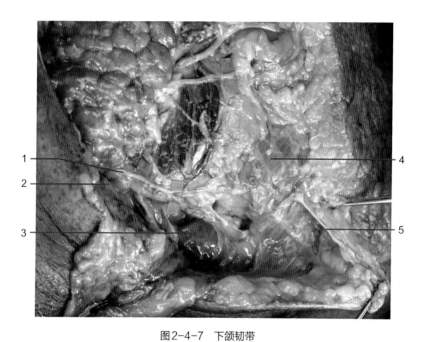

图2-4-7 下颌韧带

1.面神经下颌缘支 2.面神经颈支 3.下颌下腺
4.颈阔肌 5.下颌韧带

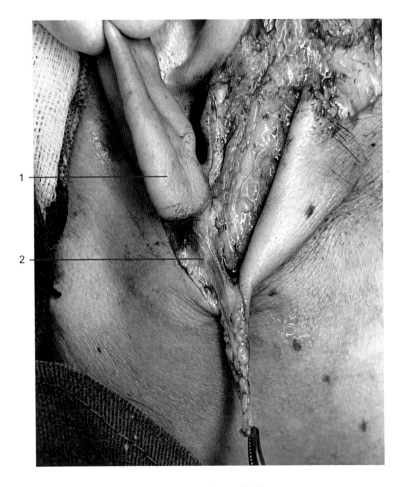

图2-4-8　颈阔肌耳韧带

1. 耳垂　2. 颈阔肌耳韧带

筋膜很少，此处的真皮直接与SMAS和腮腺被膜等结构紧密相连，共同形成一个向下的三角形"致密区"。续于颈阔肌后上缘的SMAS行向后上，融于致密区浅筋膜中，故颈阔肌耳韧带实为颈阔肌后上缘与致密区之间的SMAS。在行陈氏面部SMAS除皱术时，需切断此韧带，以便将颈部皮肤和颈阔肌向后上方提紧固定，再将切断的韧带固定于乳突骨膜上。

七、颈阔肌前韧带

颈阔肌前韧带起于颈阔肌前上缘，斜向前外行向浅面，止于颊部真皮。牵拉此韧带可使颊部呈现"酒窝"样改变。在行陈氏面部SMAS除皱术时需将韧带切断，以免上提颈阔肌时产生"酒窝"。

第五节　面部间隙

在面部，皮肤的运动表现为皮肤、浅筋膜和SMAS三层作为整体相对第五层进行相对滑动。故在SMAS下，大部分区域存在疏松结缔组织间隙。各间隙间存在韧带分隔和固定，间隙内相对缺乏支持结构，易有衰老松弛的表现。

一、颧前间隙（图2-5-1）

该间隙的底为颧骨体骨膜，底部覆盖颧大、小肌的起始部。顶为眼轮匝肌眶部。上界为眼轮匝肌支持韧带，下界为颧韧带。内外侧界限不明显。间隙内有眼轮匝肌下脂肪，还有经颧面孔穿出的颧面神经和血管。在颧韧带附近尚有面神经颧支走行。

二、咬肌前间隙

该间隙位于咬肌下半部分浅面，底为咬肌筋膜，顶为颈阔肌。后界为颈阔肌韧带前缘，前界为咬肌韧带，下界为颈阔肌与下颌底的附着，下界的前下方有下颌韧带。

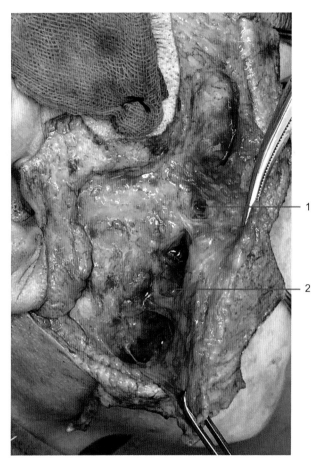

图 2-5-1　颧前间隙和颊间隙

1. 颧前间隙　2. 颊间隙

咬肌前间隙在开颌运动中允许咬肌与浅层结构发生较大滑动。同时，它也是下面部老化的重要解剖基础。

三、颊间隙

该间隙底为颊肌，顶为 SMAS 混合性区域。前界为颧大肌和口角轴，后界为咬肌前缘，下界为降口角肌，约在口裂水平。上方经颧弓深面与颞浅间隙相通。间隙内有颊脂垫、面神经颊支、面动脉后组分支和面静脉。颊间隙有助于鼻唇沟区活动，并缓冲下颌运动的冲击。

第六节　头面部血管

　　头面部血管丰富，来源于颈内动脉和颈外动脉两个系统（图2-6-1，图2-6-2）。颈内动脉在颅内海绵窦发出眼动脉，入眶，然后分支，经眶缘出眶，分布于眼睑、额部、眶周和鼻背。颈外动脉在颈部发出面动脉，经下颌体咬肌前缘进入面前区，分布于面浅部。颈外动脉在颞下窝内发出颞浅动脉和上颌动脉。颞浅动脉分布于面侧部、颞区和颅盖。上颌动脉分布于面深部，但其发出的眶下动脉、颊动脉和下牙槽动脉进入面前区，分布于面浅部。眼动脉、面动脉、颞浅动脉和上颌动脉在额部和上面部存在丰富的血管吻合，实现颈内动脉和颈外动脉两个系统的动-动吻合。面部的静脉按其位置分为浅静脉与深静脉，它们分别与同名动脉伴行，收集面浅部与面深部的静脉血。面部浅、深静脉间相互交通。面部的静脉亦可借交通支与颅内静脉交通，而且没有静脉瓣。面部的静脉主要有面静脉、下颌后静脉和翼静脉丛。下颌后静脉由颞浅静脉和上颌静脉于下颌颈的后方汇合而成，穿经腮腺，分为前、后2个支（70.6%）。前支向前下行，注入面静脉，共同回流入颈内静脉。后支与枕静脉汇合成颈外静脉，最终回流

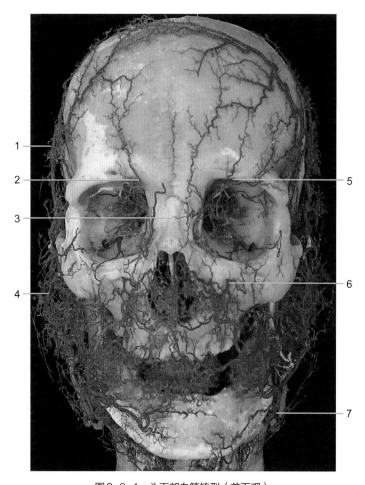

图 2-6-1 头面部血管铸型（前面观）

1. 颞浅动脉额支 2. 滑车上动脉 3. 鼻背动脉 4. 面横动脉
5. 眶上动脉 6. 眶下动脉 7. 面动脉

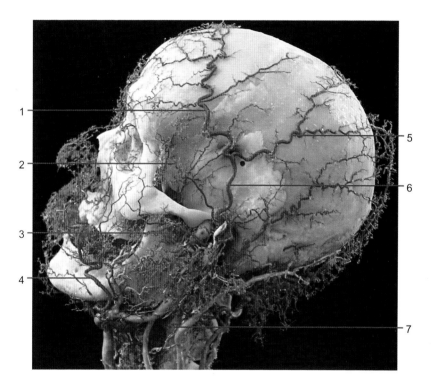

图2-6-2 头面部血管铸型（侧面观）

1.颞浅动脉额支 2.颧眶动脉 3.面横动脉

4.面动脉 5.颞浅动脉顶支

6.颞浅动脉 7.颈内静脉

入锁骨下静脉。颈内静脉和锁骨下静脉在胸锁关节深面合流，形成更粗的头臂静脉。

一、面动脉

在颈部的颈动脉三角内，面动脉平下颌角高度（41%～49%），单独（86%）或与舌动脉共干起自颈外动脉的前壁，向前内上方至下颌下三角，穿入下颌下腺鞘内或经下颌下腺后上方的面动脉沟（86.8%）后，至咬肌附着处前缘，绕下颌体下缘至面部后，在颈阔肌、笑肌、颧肌的深面与颊肌、提口角肌浅面之间，迂曲行向前内上方，经口角、鼻翼外侧至内眦，与眼动脉的分支（鼻背动脉）吻合。

面动脉有前组和后组分支。后组的分支自面动脉的后壁发出，自下而上有：咬肌支至咬肌、颊支至颊肌、眶下支至眶下部。后组分支外径多在1mm以下。该组分支可与面横动脉、上颌动脉的同名分支吻合。

二、颞浅动脉

颈外动脉两终支之一。平下颌颈的后方起始，在腮腺实质内上行，在颞下颌关节与外耳道之间，经腮腺上缘浅出，行于耳颞神经与颞浅静脉的前方，越颧弓根表面，多数在眶上缘平面以上（65%），分为额、顶2个终支。在颞区，血管主干均走行颞浅筋膜内。颞浅动脉在平颧弓高度，外径为2.2mm。

颞浅动脉主干在侧面部和颞区分别发出腮腺支、咬肌动脉、面横动脉、颞中动脉、颧眶动脉、耳前和耳上动脉，分支分布至腮腺、咬肌，以及额与顶部的皮肤、筋膜、肌肉，并分布至眼轮匝肌等处（图2-6-2）。

1. 面横动脉

面横动脉是颞浅动脉在腮腺内向前发出的分支，其近侧段穿经腮腺，然后逐渐浅出，走行在SMAS深面，与1~2根面神经颧支伴行。主干位于颧弓与腮腺管之间，横跨咬肌，分数支供应腮腺、腮腺管、咬肌和附近皮肤（图2-6-3，图2-6-4）。面横动脉在颧区恒定发出穿支（皮支），多为1支，出现率为83.3%，2支以上的出现率为1.67%。分支直径的平均值为1.02±0.4mm。面横动脉穿支SMAS下段，大部分在颧弓下方8mm宽度的区域出现，起始点与外眦点水平线的平均距离为28.5±3.5mm，与外眦点垂直线的平均距离为38.9±4.3mm。在颧区，面横动脉穿支穿过颧弓韧带向内上方走行；在眶外侧，穿过眶周SMAS层，此处与外眦点水平线的平均距离为9.8±7.6mm，与外眦点垂直线的平均距离为13.7±3.1mm。面横动脉穿支与邻近的皮下动脉吻合，在眶外侧形成真皮下血管网。

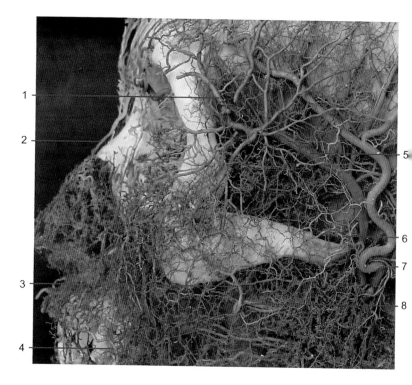

图2-6-3 颧弓周围血管铸型（侧面观）

1. 颧颞静脉（哨兵静脉）2. 鼻背动脉
3. 面横动脉穿支 4. 上唇动脉 5. 颞中静脉
6. 颧眶动脉 7. 颞浅动脉 8. 面横动脉

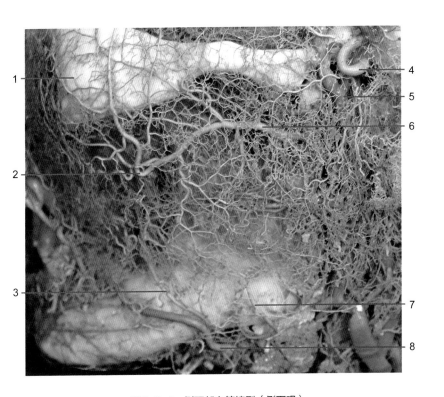

图2-6-4　侧面部血管铸型（侧面观）

1. 颧骨　2. 面横动脉穿支　3. 面动脉颊支
4. 颞浅动脉　5. 颞浅静脉　6. 面横动脉
7. 面动脉咬肌支　8. 面动脉

2. 颞眶动脉

多在颞下颌关节上方，起于颞浅动脉，也可起自颞中动脉。主干临近颧弓上缘，走行在颞浅筋膜内，直至眼眶外上角，供应眼轮匝肌，并与眼动脉的泪腺支和睑支吻合。

三、上颌动脉

上颌动脉至面部的分支有：眶下动脉，供应下睑、鼻外侧和上唇；颊动脉，供应颊部；颏动脉，供应颏区。

四、泪腺动脉

泪腺动脉为眼动脉的分支，在眼眶外上角进入面部，供应眼睑外侧。泪腺动脉在眼眶内发出颧动脉，继而分为颧面动脉和颧颞动脉。颧面动脉走行于眼眶侧壁，经颧面孔进入面部，供应其表面的面颊突起部分区域。颧颞动脉也走行于眼眶侧壁，通过颧颞孔，供应颞区无毛发部分。泪腺动脉与上颌动脉发出的颞深动脉和颞浅动脉发出的面横动脉相吻合。

第七节　面神经的分支分布

　　面神经，即第七对脑神经，为混合性神经。大部分属于特殊内脏运动纤维，由面神经核发出，分支支配面部表情肌。小部分为特殊内脏感觉纤维和副交感纤维，管理舌前部味觉和支配腺体。面神经主干穿经颞骨岩部的面神经管后，由茎乳孔出颅。

　　面神经主干除在面神经管内发出数个分支外，出颅后又发出数小支支配附近的枕额肌枕腹、耳周围肌、二腹肌后腹和茎突舌骨肌。之后，面神经主干在茎突根部的外侧前行进入腮腺。在腮腺实质内，面神经主干在下颌支的后方先分为上、下2个干（颞面干和颈面干），再发出多个分支，各分支呈辐射状从腮腺的上缘和前缘穿出，至面侧区。

　　在面侧区，按照分支走行的区域和方向，将面神经的分支分为颞支、颧支、颊支、下颌缘支和颈支（图2-7-1）。

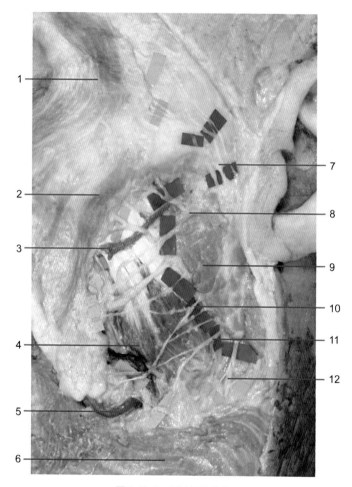

图2-7-1　面神经的分支

1. 眼轮匝肌 2. 颞大肌 3. 面横动脉 4. 咬肌 5. 面动脉 6. 颈阔肌
7. 颞支 8. 颧支 9. 腮腺 10. 颊支 11. 下颌缘支 12. 颈支

一、与面神经分支相关的面浅部层次

人体面部按层次可以分为面浅部和面深部，两者之间的层次分界为深筋膜或骨膜（面浅部的最深层）。

面浅部是指位于面部深筋膜或骨膜浅面的所有层次及其所包含的结构，由浅入深可分为皮肤层、浅筋膜层、SMAS层、SMAS下间隙层和深筋膜或骨膜层（图2-7-2）。相比较而言，SMAS层、深筋膜和骨膜层薄而致密，而浅筋膜层及SMAS下间隙层厚而疏松。面浅部的血管、神经走行于较为疏松的层次。如面神经分支，由腮腺实质穿过腮腺筋膜后，走行在疏松的SMAS下间隙内，并由相应区域的脂肪垫所覆盖。所以，面神经分支层次走行规律为：先穿过深筋膜层进入SMAS下间隙层，在间隙内由深渐浅，最终进入相应的表情肌控制其运动。在行陈氏面部SMAS除皱术时，当剥离SMAS深面时，勿伤及面神经分支，以免造成表情肌的功能障碍。

二、面神经颅外段总的解剖特点

1. 面神经颅外部的分段

以腮腺实质为标志，面神经可分为3段。面神经从茎乳孔出颅至进入腮腺实质为第1段，在腮腺实质内为第2段，

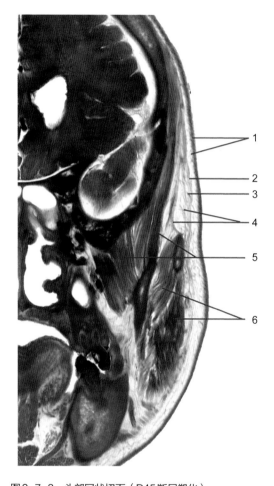

图2-7-2 头部冠状切面（P45断层塑化）

1. 皮肤和浅筋膜 2. SMAS 3. SMAS下间隙 4. 颞深筋膜
5. 颞肌 6. 咬肌

出腮腺实质后至进入表情肌为第3段。

从层次上分析，面神经第1段位于面深部，第2段位于腮腺实质中；第3段穿出腮腺筋膜后方位于面浅部的SMAS下间隙中，且在由后向前的走行过程中逐渐由深至浅，最终进入SMAS层。各分支的终末端分别支配相应的表情肌。

2. 面神经分支和吻合的类型

面神经的5个分支间有多种吻合情况，可分为8种类型（图2-7-3）。

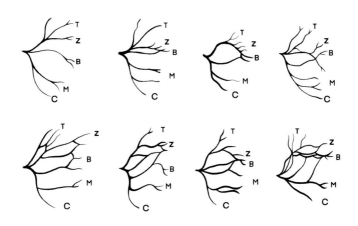

图2-7-3　面神经分支和吻合的类型

T：颞支　Z：颧支　B：颊支　M：下颌缘支　C：颈支

三、面神经各分支的解剖特点

面神经在腮腺实质内，首先分为上干和下干，继而分出颞支、颧支、颊支、下颌缘支和颈支5个分支。上干向上方和前方发出颞支、颧支和上颊支；下干向下方和前方发出下颊支、下颌缘支和颈支。面神经的分支出腮腺后呈辐射状分布。

1. 颞支

面神经颞支在腮腺实质内自上干分出。颞支常见的分支为3~5根。各颞支向上出腮腺后走行在SMAS下间隙中，向上越过颧弓的后半部，各支间自前向后排列于颧弓浅面（图2-7-4）。

之后，颞支走行至颞区。各颞支由后下斜向前上，走行在颞区的下半部，并且位于颞中筋膜层的脂肪垫内。颞支在走行过程中，由深至浅，当接近眶周部时紧贴于SMAS层的深面。

颞支发肌支支配眼轮匝肌上部、额肌、皱眉肌及耳周围肌。在颞支的各分支中，支配额肌的分支位置最高，且为细小而单一的分支，如术中损伤，则额肌出现明显的功能障碍，表现为额纹消失、提眉无力。此外，近颧骨处的低位颞支分支可借交通支与颧支相交通。

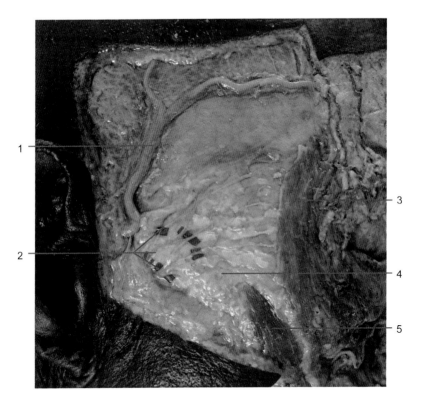

图2-7-4　面神经颞支

1. 颞浅动脉 2. 面神经颞支 3. 眼轮匝肌 4. 颧弓 5. 颞大肌

2. 颧支

面神经颧支在腮腺实质内自上干分出，穿腮腺筋膜出腮腺，走行于SMAS下间隙中（图2-7-5）。颧支位于颧弓下缘附近，由后向前走行，与面横动脉主干邻近。颧支走行至颧弓前端附近时，由后向前横过颧骨皮肤韧带的深部纤维束间。在行陈氏面部SMAS除皱术时，当锐性离断颧骨皮肤韧带时，应注意保护面神经颧支。

颧支的终末支至颧前间隙，发肌支支配眼轮匝肌下部、颧大肌和颧小肌等，并有向上的交通支与颞支的分支结合。

3. 颊支

面神经颊支分支较多，常以腮腺管为标志，将颊支分为上颊支和下颊支（图2-7-6）。

上颊支在腮腺实质内起自上干，由后向前出腮腺后，走行于咬肌表面，其浅面被咬肌筋膜覆盖。上颊支继续向前，穿咬肌筋膜后浅出至SMAS下间隙。上颊支的终末支发肌支，支配颧肌、笑肌、提上唇肌、提口角肌、鼻肌及口轮匝肌上部。其下部的终末支可发交通支，向前下方跨过腮腺管，与下颊支的分支结合。

下颊支在腮腺实质内起自下干，由后向前出腮腺后，走行于咬肌表面、腮腺管的下方，被咬肌筋膜所覆盖。至咬肌前部时，穿咬肌筋膜后浅出至SMAS下间隙（咬肌前

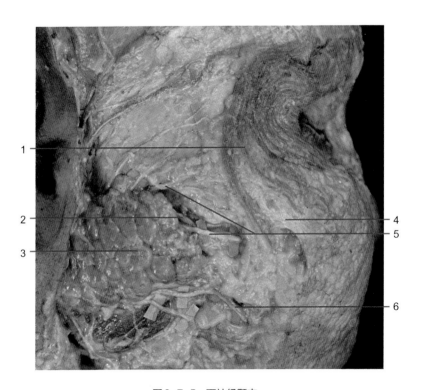

图2-7-5　面神经颧支

1. 眼轮匝肌 2. 面横动脉 3. 腮腺 4. 颧韧带

5. 颧支 6. 颊支

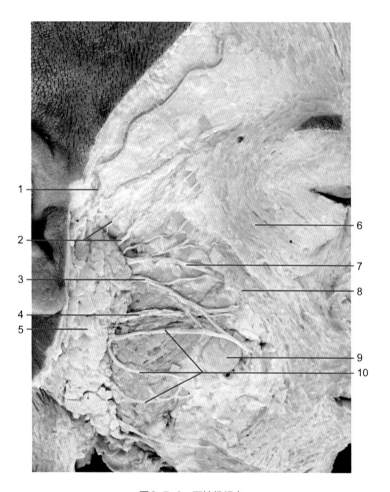

图2-7-6　面神经颊支

1. 颞浅动脉　2. 颧支　3. 上颊支　4. 腮腺管　5. 腮腺
6. 眼轮匝肌　7. 颊支　8. 颧大肌　9. 颊脂垫　10. 下颊支

间隙）。下颊支离开咬肌区后，至颊区，由后向前横过颊脂垫的浅面。当剥离颊区SMAS时，应注意保护下颊支。下颊支发肌支支配颊肌、降口角肌及口轮匝肌下部等。

4. 下颌缘支

面神经下颌缘支在腮腺实质内起自下干，其起点处近下颌角的位置（图2-7-7）。下颌缘支向前下方走行，出腮腺后位于咬肌表面，并被咬肌筋膜所覆盖。向前穿咬肌筋膜后至SMAS下间隙，位于颈阔肌的深面。继续向前走行，并先后横跨面静脉和面动脉。下颌缘支的位置稍高于下颌骨的下缘，与其距离约1cm。下颌缘支发肌支支配降下唇肌、颏肌。

5. 颈支（图2-7-1）

面神经颈支在腮腺实质内起自下干，起始处约在下颌角的位置。颈支向下出腮腺后，走行在颈阔肌的深面，并支配该肌。颈支走行至颈部时，位置临近颈阔肌悬韧带，手术中处理颈阔肌悬韧带时，注意勿伤及颈支。

四、陈氏面部SMAS除皱术中面神经的应用解剖学特点

在陈氏面部SMAS除皱术中，当剥离SMAS时，应注意保护其深面的面神经各分支。

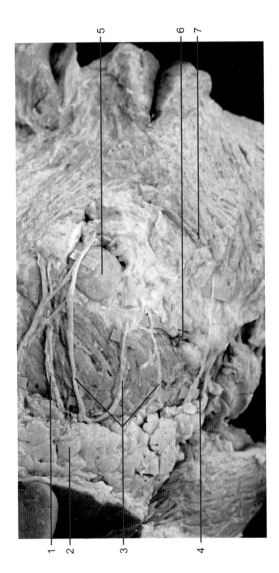

图 2-7-7 面神经下颌缘支

1. 腮腺管 2. 腮腺 3. 下颊支 4. 下颌缘支 5. 颊脂垫
6. 面静脉 7. 面动脉

在整个剥离区域中，由于面神经走行在腮腺实质内，故腮腺区相对较安全。面神经颞支向上跨过颧弓中后段时位置较深。颧支、颊支及下颌缘支在咬肌表面走行时，常被咬肌筋膜所覆盖。因此，在剥离以上区域时，剥离层次勿深，即可保护面神经的诸支。

当在颞区向前剥离至近眼轮匝肌附近时，颞支浅至 SMAS 的深面。当在颧弓前端剥离至颧韧带时，颞支常穿行于其各束间。当在咬肌前缘附近剥离至咬肌韧带时，颊支常于各束韧带间穿行。当至颊区时，下颊支横跨颊脂垫的浅面走行。以上各区域均为容易损伤到面神经分支的危险区域。

第八节　面部浅表肌腱膜系统

1976年，Mitz和Peyronie首次提出浅表肌腱膜系统（superficial muscular aponeurotic system，SMAS）。1991年，Morales将SMAS的概念扩展到整个颅面颈部，把SMAS划分成5个区。

一、SMAS的概念

SMAS是浅表肌腱膜系统的简称，这是面颈部的一层连续结构，位于浅筋膜的深面，由表情肌和腱膜构成（图2-8-1）。

二、SMAS的延伸范围

向上：越过颧弓与颞浅筋膜延续，通过颞浅筋膜再向上和帽状腱膜连续。

向前上：与眼轮匝肌和额肌相连续。

向后上：与耳上肌、耳后肌和帽状腱膜相连续。

向下：移行为颈阔肌。

颧区、颊区：向前连接眼轮匝肌和颧肌外缘。

耳垂下方颈阔肌后缘：移行为胸锁乳突肌浅面的颈浅筋膜。

耳前：向后变薄，融入耳面移行处的皮下、耳郭和外耳道的软骨膜。

腮腺表面：与腮腺筋膜和浅面少量的致密组织紧密结合，形成一纵行致密带，向后下绕耳垂连于耳垂后下方的三角形致密区。

三、SMAS的分区（图2-8-1）

根据所含肌肉或腱膜成分多少分为肌性区、腱膜性区及既有肌肉成分又有腱膜成分的混合性区。

1. 分区

（1）肌性区　较厚，较坚韧，较耐牵拉。包括额肌、眼轮匝肌、颧大肌上半段及颈阔肌。

（2）腱膜性区　厚度因人而异，致密坚韧，耐牵拉。包括颞区腱膜性区和耳前腱膜性区。

（3）混合性区　薄弱，不耐牵拉。主要为颊脂垫浅面周围区。

2. 各区的特点

（1）肌性区　在肌性区，颈阔肌面积大小的个体差

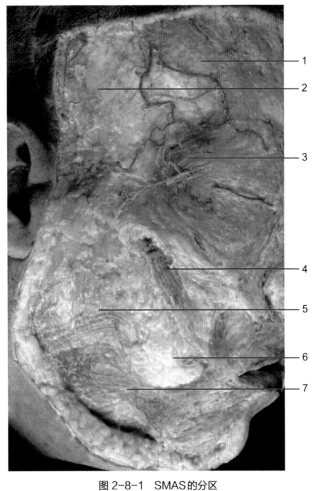

图 2-8-1　SMAS 的分区

1. 额肌　2. 颞区腱膜性区　3. 眼轮匝肌　4. 颧大肌上半段
5. 耳前腱膜性区　6. 混合区　7. 颈阔肌

异非常大。低位颈阔肌上缘高度在耳垂下点约2cm处（图2-8-2），高位颈阔肌上缘高度可超过颧弓水平（图2-8-3）。在除皱术中，针对低位颈阔肌的手术效果和持久性优于高位颈阔肌，可能有两方面原因：①腱膜性结构更耐牵拉；②颈阔肌是降肌，面积越大向下牵拉的力量就越大。

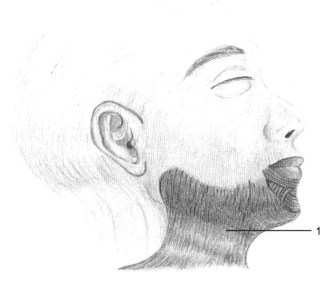

——1

（杜佳蓉绘）

图2-8-2 低位颈阔肌

1. 小面积颈阔肌

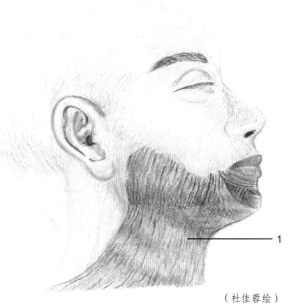

（杜佳蓉绘）

图 2-8-3　高位颈阔肌

1. 大面积颈阔肌

（2）腱膜性区　腱膜性区包括颞区和耳前区。

颞区（图 2-8-4），即颞浅筋膜。颞浅筋膜层中有重要的解剖结构，包括颞浅动、静脉和耳颞神经。这些解剖结构开始走在颞浅筋膜的深面，逐渐浅行在颞浅筋膜内，即边走行边分支，边斜向浅面，至皮下。

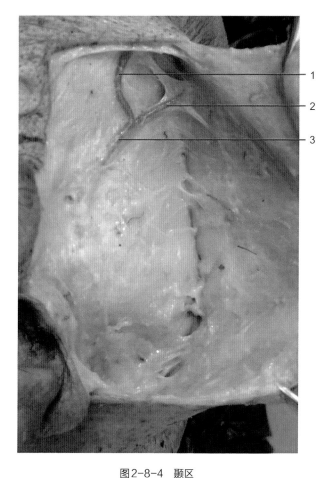

图2-8-4 颞区

1. 颞浅动脉顶支 2. 颞浅动脉额支 3. 颞浅动脉主干

耳前区（图2-8-5）上界为颧弓下缘，下界为颈阔肌上缘，前界为颧大肌外缘，后界为耳屏及耳垂的平行线。在耳屏前3cm处延伸到颈阔肌后缘，是致密区。浅筋膜、SMAS和腮腺被膜融合为一层韧带连接，为颈阔肌耳韧带。

（3）混合性区（图2-8-6）　此区是SMAS最薄弱的区域，范围包括颧大肌下半段在内的颊脂垫浅面区域。

四、SMAS的分界（图2-8-7）

以腮腺管和颧弓上缘两条线为界，可将SMAS分为低位SMAS、高位SMAS和超高位SMAS。腮腺管以下为低位SMAS，腮腺管和颧弓上缘之间为高位SMAS，颧弓上缘以上为超高位SMAS。

五、SMAS与深面组织结构的关系

根据SMAS提升术式的需要，我们将颞区和面侧区进行分区，从上至下分为颧弓上区（颞区）、颧弓区和颧弓下区。颧弓下区再从后向前分为腮腺区、咬肌区和颊脂垫区（图2-8-8）。SMAS深面为面部第四层结构，下文按照分区讨论SMAS与深面组织结构的关系。

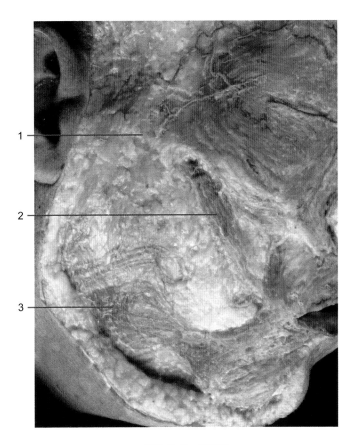

图2-8-5 耳前区

1.颧弓 2.颧大肌 3.颈阔肌

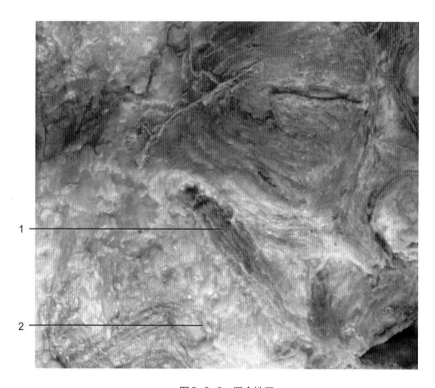

图 2-8-6　混合性区

1. 颞大肌　2. 混合性区

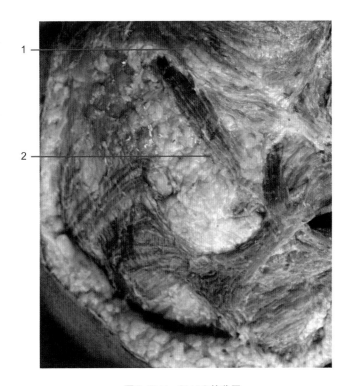

图2-8-7　SMAS的分界

1.颧弓上缘高度　2.腮腺管高度

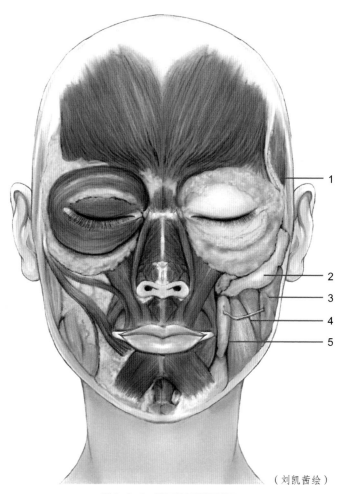

图2-8-8 颞区和面侧区分区

1. 颞区 2. 颧弓区 3. 腮腺区 4. 咬肌区 5. 颊脂垫区

1. 颧弓上区（颞区）

（1）颞浅筋膜是颞区SMAS的结构，其深面的第四层结构存在两个分区，以颞浅动脉额支为界，上方为帽状腱膜下疏松结缔组织，下方为颞中筋膜（图2-8-9）。

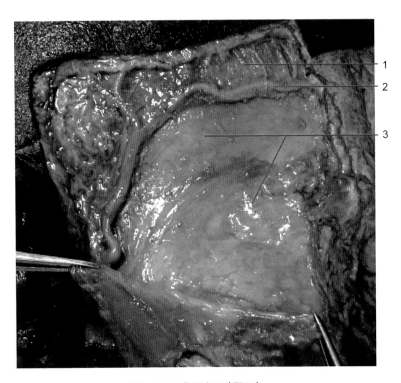

图2-8-9　颧弓上区（颞区）

1. 颞浅筋膜　2. 颞浅动脉额支　3. 颞中筋膜

（2）颞中筋膜位于颞浅筋膜和颞深筋膜之间，下界为颧弓下缘，向上不超过颞浅动脉额支。该层中有面神经颞支走行，每根颞支都有小动脉伴行提供营养，周围有脂肪组织保护（图2-8-10）。

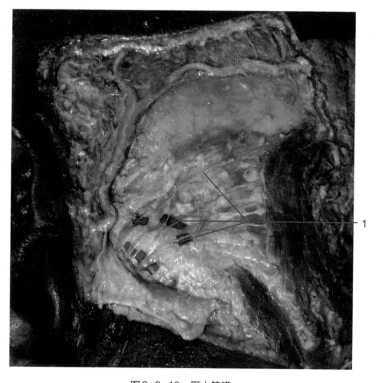

图2-8-10　颞中筋膜

1. 面神经颞支及伴行小动脉

2. 颧弓区

（1）颧弓区SMAS为腱膜性区，其与颧弓浅面愈合，较致密。SMAS和颧弓骨膜间有颞中筋膜。面神经颞支跨过颧弓进入颞区（图2-8-11）。

（2）颧弓前端下缘有颧韧带附着，是真性韧带，起自颧弓骨膜，穿行SMAS，止于皮肤（图2-8-12）。

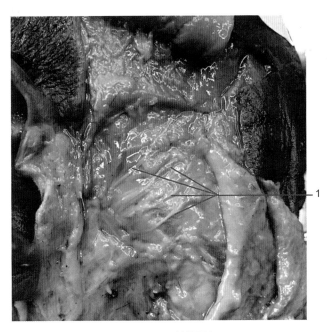

图2-8-11 面神经颞支

1. 面神经颞支

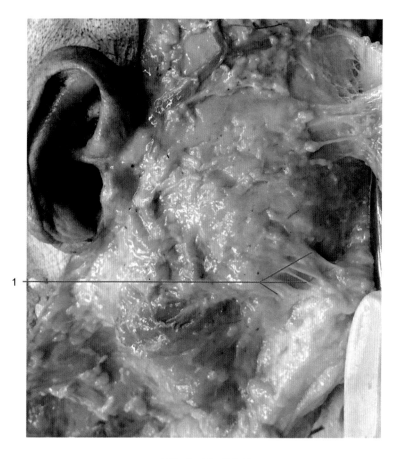

图2-8-12　颧韧带

1. 颧韧带

（3）颧韧带周围的结构及其关系

① 面横动脉和面神经颧支前行通过颧韧带区，到达颧大、小肌和眼轮匝肌深面（图2-8-13）。

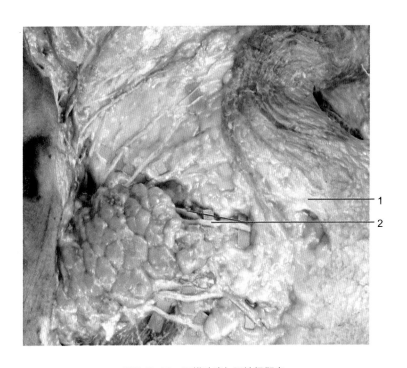

图2-8-13　面横动脉与面神经颧支

1. 颧韧带　2. 面横动脉和面神经颧支

② 面横动脉穿支通过并与颧韧带纤维束伴行，浅出至皮下（图2-8-14）。

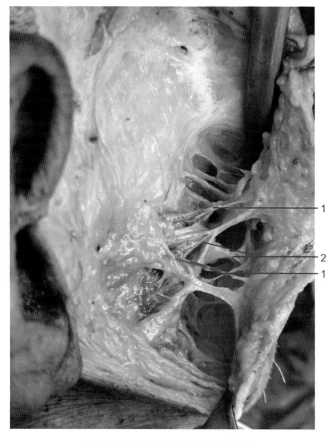

图2-8-14　面横动脉穿支通过颧韧带

1. 面横动脉穿支（SMAS下段）2. 颧韧带

③ 面横动脉穿支在颧韧带中穿行（图2-8-15，图2-8-16）。

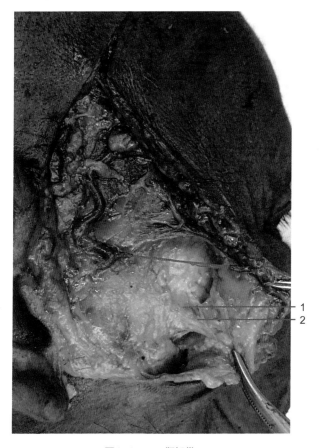

图2-8-15 颧韧带

1.面横动脉穿支 2.颧韧带

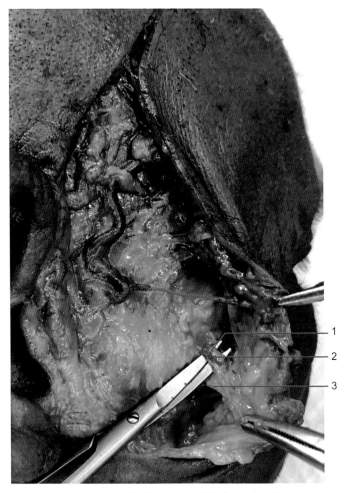

图 2-8-16　面横动脉穿支、面神经颧支与颧韧带

1. 面神经颧支　2. 面横动脉穿支　3. 颧韧带

3. 腮腺区

（1）腮腺区SMAS为腱膜性区（图2-8-17）。

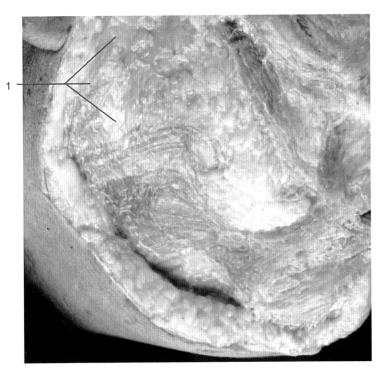

图2-8-17　腮腺区SMAS

1. 腮腺区SMAS

（2）颈深筋膜的浅层向上延续至腮腺下缘时分为深、浅两层，包绕腮腺形成腮腺鞘。腮腺鞘的浅层即为腮腺筋膜（图2-8-18）。

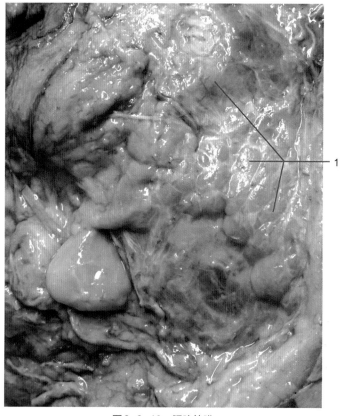

图2-8-18　腮腺筋膜

1.腮腺筋膜

（3）SMAS与腮腺筋膜连接紧密，面神经分支走在腮腺筋膜的深面。

（4）颈阔肌耳韧带位于耳垂的下方，是连接颈阔肌后上缘和耳后三角形致密区的SMAS组织（图2-8-19）。

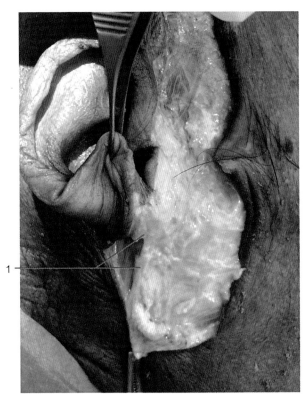

图2-8-19　颈阔肌耳韧带

1.颈阔肌耳韧带

4. 咬肌区

（1）咬肌表面覆盖咬肌筋膜。腮腺的前后鞘在腮腺的前缘融合为一层，向前覆盖咬肌表面，移行为咬肌筋膜。咬肌筋膜浅面有薄层脂肪组织覆盖（图2-8-20）。

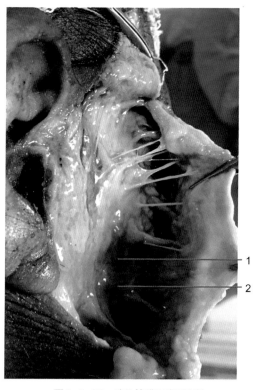

图2-8-20　咬肌筋膜和浅面脂肪

1. 咬肌筋膜　2. 咬肌筋膜浅面脂肪

（2）咬肌筋膜深面有面神经颧支、颊支、下颌缘支
（图2-8-21）。

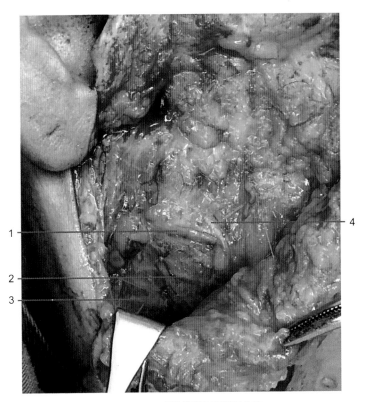

图2-8-21　咬肌筋膜和面神经分支

1.腮腺管　2.面神经下颊支　3.面神经下颌缘支　4.面神经上颊支

（3）咬肌皮肤韧带，也叫颧颊部韧带，纵行排列在咬肌前缘，起自咬肌筋膜，止于颈阔肌（图2-8-22）。

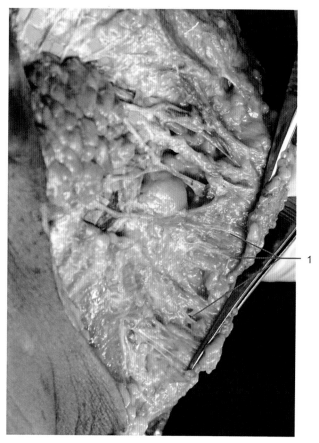

图2-8-22　咬肌皮肤韧带

1.咬肌皮肤韧带

5. 颊脂垫区（图 2-8-23）

颊脂垫位于咬肌前缘，表面或邻近有面神经下颊支
通过。

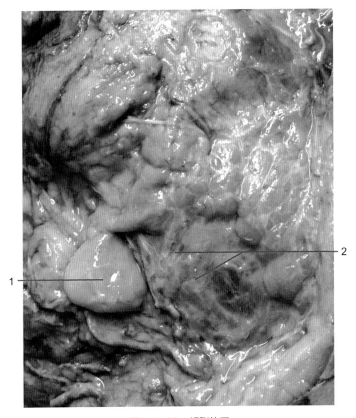

图 2-8-23　颊脂垫区

1. 颊脂垫　2. 面神经下颊支

Chapter 03

第三章

———✖———

陈氏面部SMAS
除皱术操作

第一节　麻醉技术

陈氏研创的面部SMAS除皱术采用局部浸润麻醉技术。常使用加入肾上腺素的0.5%利多卡因溶液（2%利多卡因溶液5毫升+0.9%氯化钠盐水15毫升+1∶200000的肾上腺素液0.15毫升）。每侧面部用量约40毫升，两侧面部总量不超过100毫升。

第二节　切口设计

一、切口设计原则

1. 满足皮瓣剥离并掀起的要求，为深层操作提供手术入路。

2. 在 SMAS 悬吊提升后，满足沿切口线切除多余皮肤的要求，可实现皮瓣平整缝合。

3. 充分利用耳郭、鬓角，实现切口隐蔽性。

二、切口设计分区

陈氏面部 SMAS 除皱术的皮肤切口可分为颞区、鬓角区、耳前区和耳后区（图 3-2-1）。

1. 颞区切口设计

在颞区，切口可以设计在发际内（图 3-2-2）或沿发际线（图 3-2-3）。

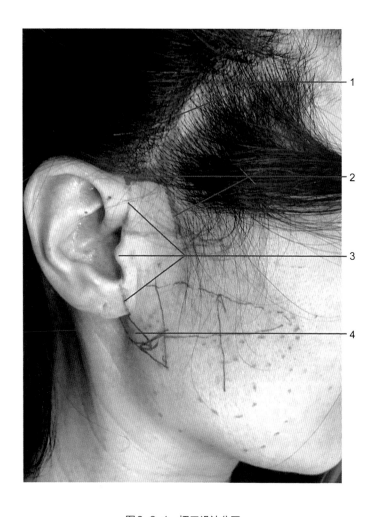

图3-2-1 切口设计分区

1. 颞区 2. 鬓角区 3. 耳前区 4. 耳后区

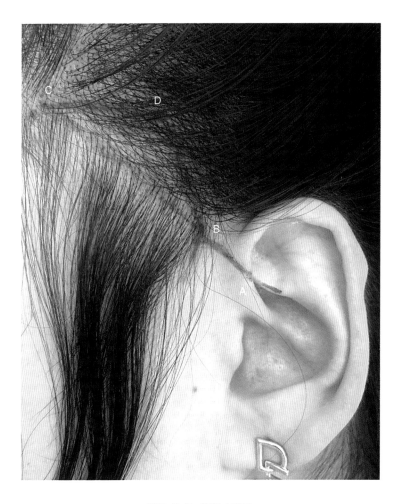

图3-2-2　发际内切口

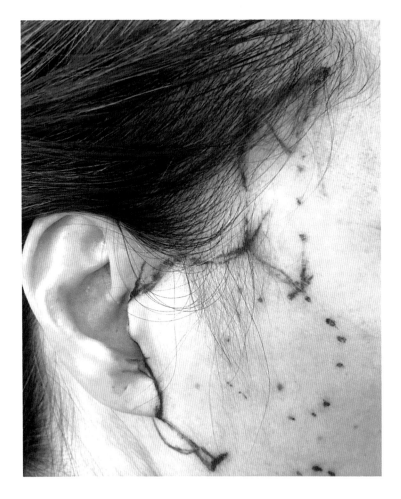

图 3-2-3 发际线切口

（1）发际内切口设计

沿耳轮与颅交界处A点，水平向前方至鬓角发际缘B点，稍斜向前上方进入发际内，止于颞嵴处C点，向后做水平CD线，与纵向BD线交于D点。连接BCD，在发际内形成△BCD区域，为预切除的头皮范围（图3-2-4）。

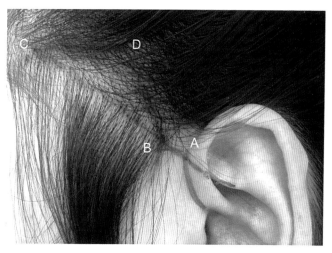

图3-2-4　发际内切口设计

A点：耳轮与颅交界处

B点：A点水平向前方至鬓角发际缘

C点：颞嵴处

D点：水平CD线与纵向BD线交于D点

BC线：颞浅动脉额支体表投影

△BCD：预切除的头皮范围——高位SMAS悬吊区

发际内切口隐蔽性好，但皮瓣提升后会导致前发际线和鬓角移位，不适用于鬓角高的人群。

（2）发际内切口选择依据

① 面侧部及颞部外观松垂不明显者。

② 眉尾及外眼角下垂不明显者。

③ 鬓角位置较低者。一般以耳屏为界，低于此水平者，即为较低位（图3-2-5）。

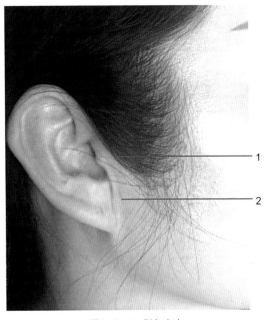

图3-2-5 鬓角高度

1.正常鬓角高度 2.低位鬓角

④ 眶外侧缘与颞部发际线间的距离较短，或颞部牵拉悬吊后二者间距小于5cm者（图3-2-6）。

⑤ 发量浓密者。

⑥ 不接受发际线切口痕迹的求美者。

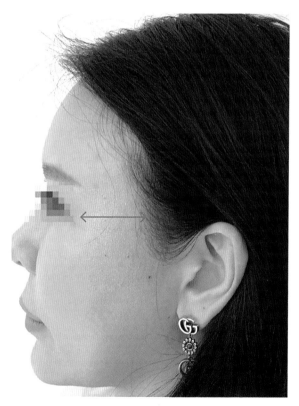

图3-2-6　颞部发际线与眶外侧缘间的距离

（3）发际线切口设计

AB 线及 BC 线为切口线（图 3-2-7）。发际线切口的优点是发际线不会移位，不足之处是术后瘢痕可能被看到。

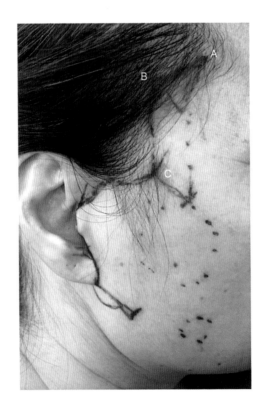

图 3-2-7　发际线切口设计

（4）发际线切口选择依据

① 面侧部及颞部外观松垂明显者。

② 眉尾及外眼角下垂明显者。

③ 鬓角较高者，一般以耳屏为界，高于此水平者即为较高位（图3-2-8）。

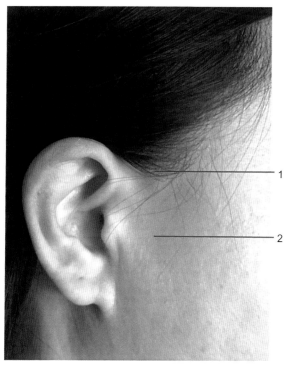

图3-2-8 高位鬓角

1. 高位鬓角 2. 正常鬓角高度

④ 眶外侧缘与颞部发际线间的距离较长，或颞部牵拉悬吊后二者间距大于5cm者（图3-2-9）。

⑤ 发量稀疏者。

⑥ 有陈旧性的发际线切口瘢痕者。

⑦ 能接受发际线切口痕迹的求美者。

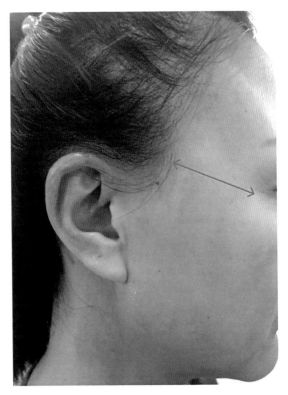

图3-2-9　颞部发际线与眶外侧缘间距

2. 耳前区切口设计

包括耳轮、耳屏、耳垂三段。

（1）耳轮段切口设计

在耳轮段，切口可以设计在耳轮脚前、耳轮脚嵴。

① 耳轮脚前切口（图3-2-10）

优点：剥离相对容易，剥离范围相对小。

缺点：切口相对不隐蔽。

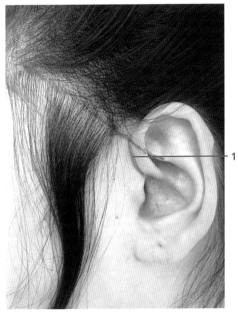

图3-2-10　耳轮段切口设计

1. 耳轮脚前切口线

② 耳轮脚嵴切口（图3-2-11）

优点：切口隐蔽。

缺点：剥离范围大，难度大，若处理不当，耳轮与面部连接处的自然凹陷易变浅或消失。对于（颊部）皮肤比较厚和去皮量较大的求美者，术后耳轮前皮肤的质地和术前原始皮肤的质地、颜色有差异。

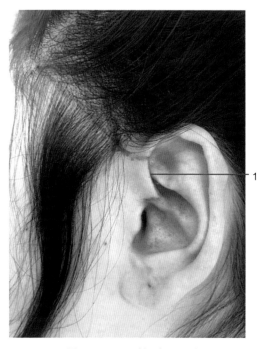

图3-2-11　耳轮段切口设计

1.耳轮脚嵴切口线

（2）耳屏段切口设计

在耳屏段，切口设计在耳屏嵴，起于耳屏上切迹，止于耳屏间切迹（图 3-2-12）。

优点：切口隐蔽。

缺点：耳屏嵴切口比耳屏前切口的技术要求更高，若处理不好，易造成耳屏外翻。

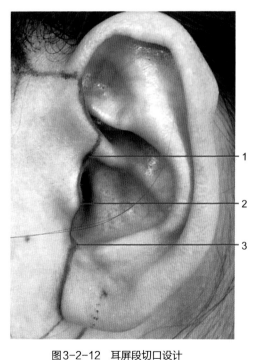

图 3-2-12　耳屏段切口设计

1. 耳屏上切迹　2. 耳屏嵴　3. 耳屏间切迹

（3）耳垂段切口设计

在耳垂段，切口设计在耳垂与面侧部交界处。向上接耳屏间切迹，向下至耳垂最下端，再向前下沿下颌缘延长约1.5cm，平行于下颌缘（图3-2-13）。

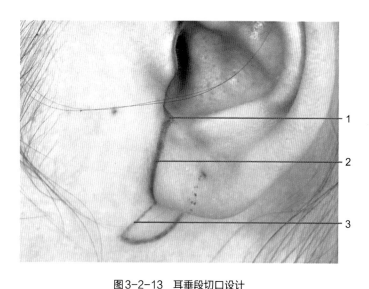

图3-2-13　耳垂段切口设计

1. 耳屏间切迹　2. 耳垂切口线　3. 耳垂下切口线

3. 耳后区切口设计

耳后区切口包括三条切口线：第一条线位于耳垂后的颅耳间沟处；第二条线位于耳垂下方；第三条线为连接耳垂后方切口与耳垂下方切口、向后移约 1cm 的弧形线。三条线之间的皮瓣为预切除的部分（图 3-2-14）。

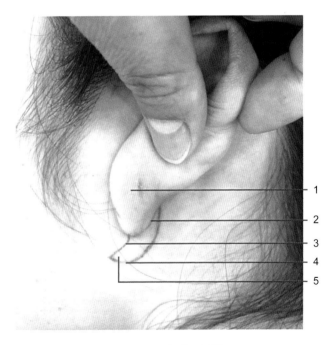

图 3-2-14 耳后区切口设计

1.耳垂（背侧）2.颅耳间沟 3.耳垂下方 4.弧形线 5.切除皮瓣

第三节　皮瓣剥离

一、剥离原则

皮瓣剥离应遵循以下原则：

1. 范围尽量小。皮肤弹性较大，在张力作用下被逐渐拉伸，但独立改善面部形态效果有限，且不持久。加之皮肤因牵拉张力过大而变薄，更易老化，故皮瓣剥离范围应尽量小。

2. 皮下剥离应保护好真皮下血管网。保护真皮下血管网，是保证皮瓣存活和维持皮肤活力的关键。

二、剥离分区

皮瓣剥离分成以下 3 个区进行：颧弓上区（颞区）、颧弓区、颧弓下区（腮腺区、咬肌区、耳垂区）（图 3-3-1）。

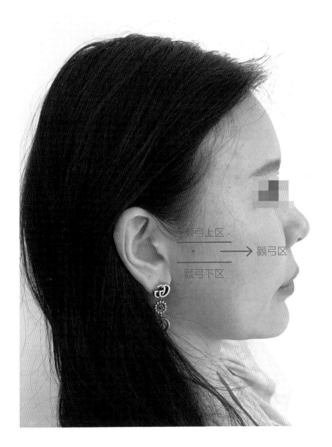

图 3-3-1　皮瓣剥离分区

三、剥离平面和范围

剥离平面：SMAS浅面，即浅筋膜层。

剥离范围：颧弓上区，向上至颞嵴，向前至眼轮匝肌外缘；颧弓区，剥离至颧韧带皮下段（距离耳屏间切迹约4.3cm）；颧弓下区，至耳垂前约4cm，至耳垂下部约1.5cm（图3-3-2）。

1.颧弓上区（颞区）

（1）重要解剖结构

颞浅血管（图3-3-3）和耳颞神经在颞下颌关节后方浅出，跨颧弓根部进入颞区，走行在颞浅筋膜内，颞浅血管及颞浅动脉分支颧眶动脉清晰可见（图3-3-4，图3-3-5）。

（2）剥离技法

在颧弓上区以钝性剥离为主，钝锐结合。

发际内沿设计切口切开头皮全层，然后用止血钳夹住预切除头皮的边缘，向剥离的相反方向牵拉，组织剪深入头皮皮瓣下有毛囊的部位，剪尖旋转90°，采用钝性剥离的方式至发际缘，然后改为钝锐结合的方法，向前剥离皮瓣，到达眼轮匝肌外缘止。

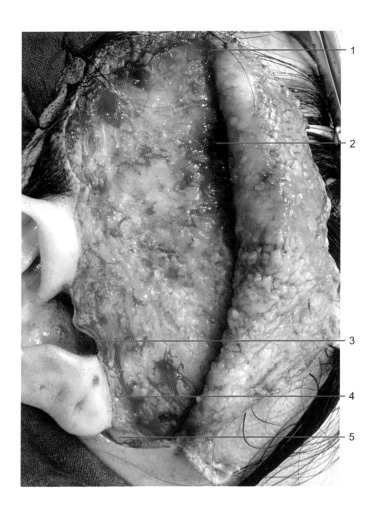

图3-3-2　皮瓣剥离范围

1. 颧嵴　2. 眼轮匝肌外缘　3. 耳屏间切迹　4. 耳垂前　5. 耳垂下

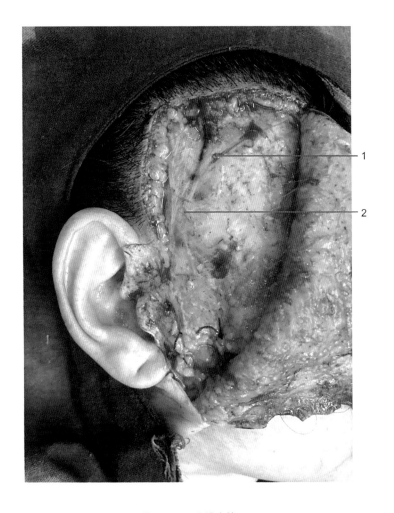

图 3-3-3　颞浅血管

1. 颞浅动脉额支　2. 颞浅静脉额支

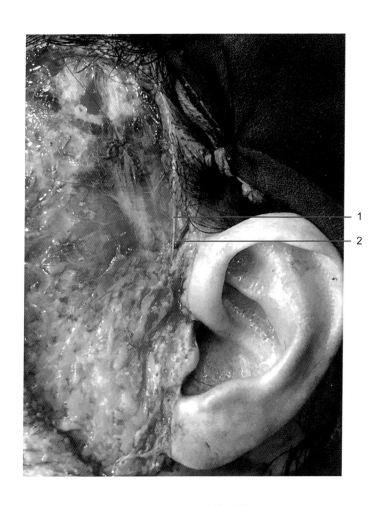

1

2

图 3-3-4　颞区皮下血管和神经

1. 耳颞神经　2. 颞浅静脉

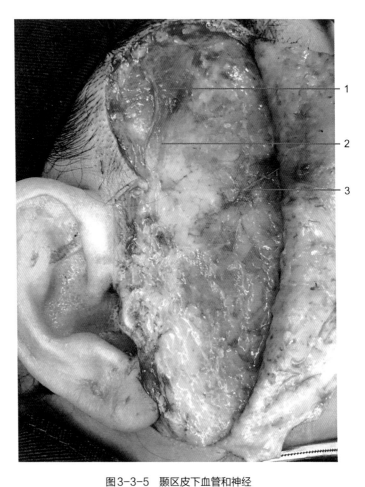

图 3-3-5　颞区皮下血管和神经

1. 耳颞神经　2. 颞浅动脉额支　3. 颧眶动脉

2. 颧弓区

（1）重要解剖结构

该区有颧韧带皮下段（图3-3-6）。

（2）剥离技法

以锐性剥离为主，钝锐结合。离断颧韧带皮下段（也可不离断）。

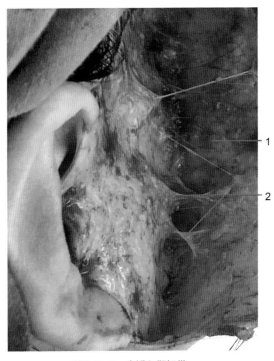

图3-3-6　皮瓣和颧韧带

1. 皮瓣　2. 颧韧带皮下段

3. 颧弓下区（腮腺区、咬肌区和耳垂区）

（1）腮腺区、咬肌区重要解剖结构

该区有面横动脉穿支皮下段（图3-3-7，图3-3-8）

（2）腮腺区、咬肌区剥离技法

以锐性剥离为主，钝锐结合。

腮腺处的皮肤和浅筋膜结合得非常致密，是最难分离的部位。此时，组织剪的尖端向下，采取钝锐结合剥离的方式进行精细分离。

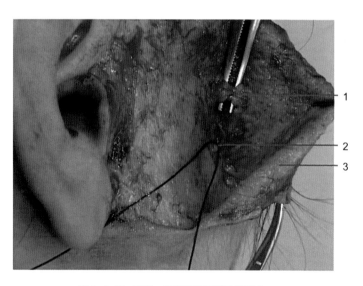

图3-3-7 皮瓣、颧韧带和面横动脉穿支

1. 颧韧带皮下段 2. 面横动脉穿支 3. 皮瓣

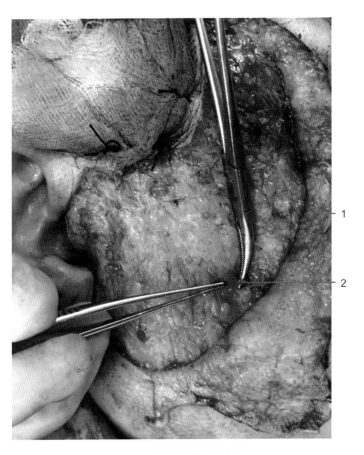

图3-3-8　皮瓣和面横动脉穿支

1.皮瓣　2.面横动脉穿支

（3）耳垂区重要解剖结构

耳垂区有颈阔肌耳韧带（图3-3-9）、耳大神经。

（4）耳垂区剥离技法

采用锐性剥离的方法。

保持耳垂的美学外观，切口位于耳垂与面侧部交界的皱褶处。

注意耳垂下皮肤不宜切除过多，以免由于张力过大形成瘢痕。另外，耳垂过度向下牵拉会引起"鼠耳畸形"，应避免。

四、临床关键点

1. 剥离头皮时不要过浅，要保留一层脂肪，避免损伤毛囊而导致术后脱发。

2. 进行头皮下剥离时，要把握正确的层次，不要过深，避免颞浅动、静脉额支及耳颞神经损伤。颞浅静脉极易损伤。

3. 面部皮瓣不宜剥离过薄，避免破坏真皮下血管网，防止术后皮瓣坏死、瘢痕和色素沉着等。

4. 耳前区致密且皮瓣薄，注意避免皮瓣剥离过薄导致破损。

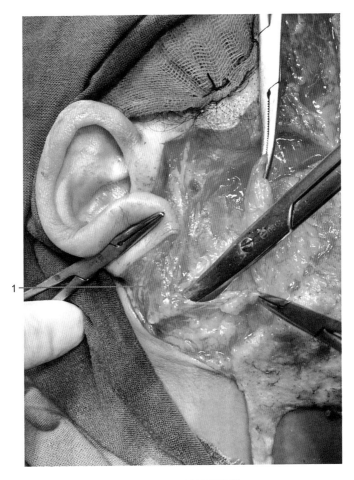

图3-3-9　颈阔肌耳韧带

1. 颈阔肌耳韧带

第四节　SMAS瓣剥离

一、剥离原则

SMAS瓣深面剥离范围尽量大，获得包括颧弓上区（颞区）、颧弓区、颧弓下区（腮腺区、咬肌区、耳垂区）完整且连续的SMAS瓣（图3-4-1）。

二、剥离分区

SMAS瓣剥离分成以下3个区进行：颧弓上区（颞区）、颧弓区、颧弓下区（腮腺区、咬肌区、耳垂区）。

1. 颧弓上区（颞区）SMAS瓣剥离的技术要点（超高位SMAS技术）

（1）切口设计

于颧弓上1cm水平或平睑裂水平做切线，腮腺表面垂直切口，呈一倒L形切口，向下延伸至颈阔肌（图3-4-2）。

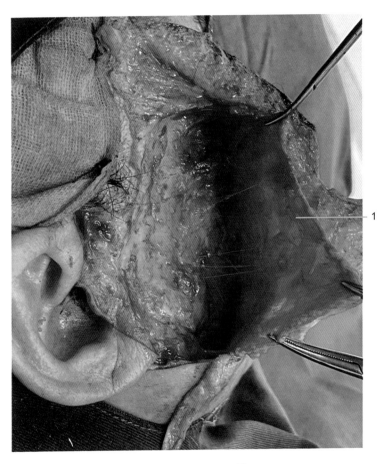

图3-4-1　连续SMAS瓣

1. SMAS瓣

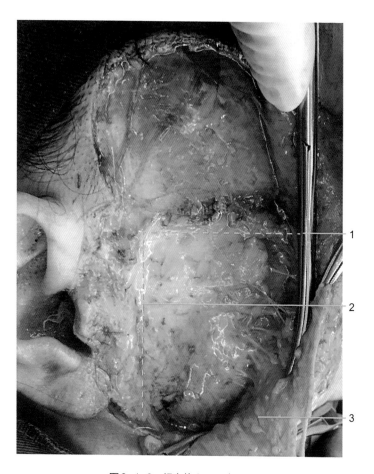

图3-4-2　超高位SMAS切口

1. 水平切口　2. 垂直切口　3. SMAS瓣

（2）剥离层次和范围

剥离层次为SMAS深面，即颞浅筋膜与颞中筋膜之间。剥离范围为颧弓上区至眼轮匝肌外缘（外眼角水平）（图3-4-3）。

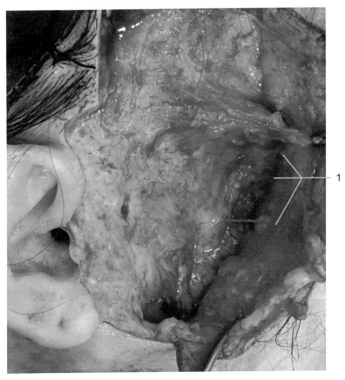

图3-4-3　SMAS瓣剥离范围

1. 眼轮匝肌外缘

（3）重要解剖结构

该区有颞浅筋膜、颧眶动脉起始段和面神经颞支。

① 颞浅筋膜为颞区SMAS（图3-4-4）。

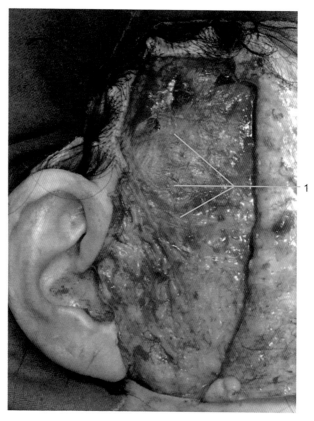

图3-4-4　颞浅筋膜

1. 颞区 SMAS

② 颧眶动脉为颞浅动脉在颞下颌关节附近的分支（图3-4-5）。

③ 面神经颞支走行在颞中筋膜内，颧眶动脉深面（图3-4-6）。

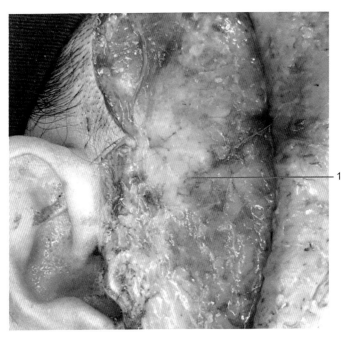

图3-4-5　颧眶动脉

1.颧眶动脉

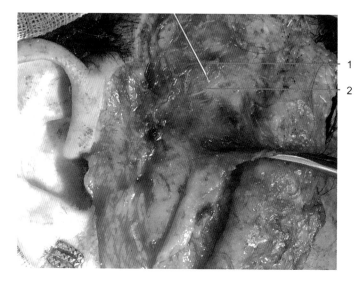

图3-4-6　面神经颞支

1. 颧眶动脉　2. 面神经颞支（后支）

笔者提出颞区危险三角区概念。

颞区危险三角区下边界为颧弓下缘，内侧边界为眶外侧缘自颧弓起的向上延长线，外上边界为颞浅动脉额支。三角区内有颞浅动脉额支和颞浅静脉、颧眶动脉、面神经颞支通过（图3-4-7）。

这里是面部超高位SMAS除皱术中最危险的区域。术前标记出面神经颞支、颞浅动脉额支的体表走行投影，可避免面神经颞支，尤其是面神经颞支后支（支配枕额肌额腹）的损伤。术中应保护好在三角区内走行的颧眶动脉，减少出血。

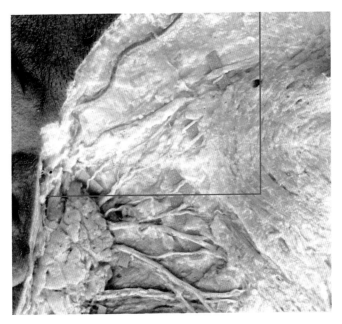

图 3-4-7　颞区危险三角区

（4）剥离技法

剥离时紧贴 SMAS 深面，钝性剥离和锐性剥离相结合。要避免损伤颧眶血管，保护颞中筋膜层的面神经颞支。

2. 颧弓区SMAS瓣剥离的技术要点

（1）剥离层次和范围

剥离层次为SMAS深面，剥离范围为颧前间隙（图 3-4-8）。

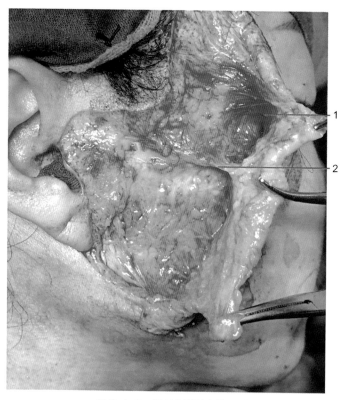

图 3-4-8 SMAS瓣剥离范围

1. 颧前间隙 2. 颧韧带

（2）重要解剖结构

该区有颧韧带（图3-4-9）、面神经颧支（图3-4-10）
和面横动脉穿支（图3-4-11）。

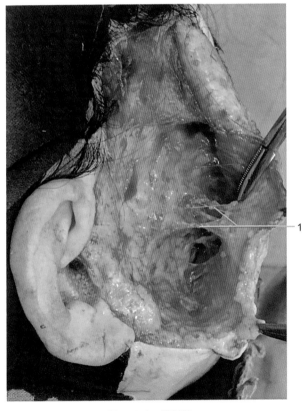

图3-4-9 颧韧带

1. 颧韧带

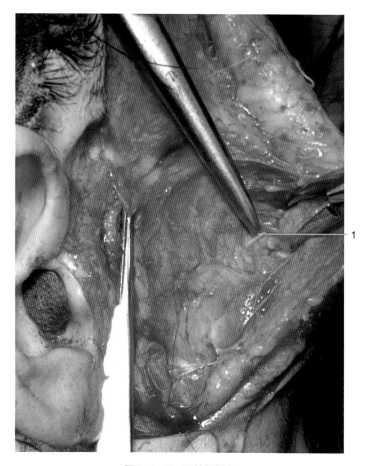

图 3-4-10　面神经颧支

1. 面神经颧支

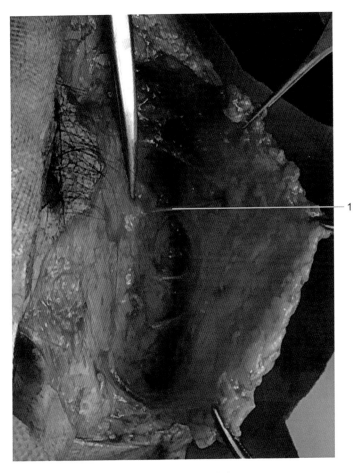

图3-4-11　面横动脉穿支

1. 面横动脉穿支

（3）剥离技法

要仔细剥离颧韧带，离断时靠近颧韧带的SMAS端，注意保护伴行的面神经颧支、面横动脉穿支及细小的感觉神经（图3-4-12）。

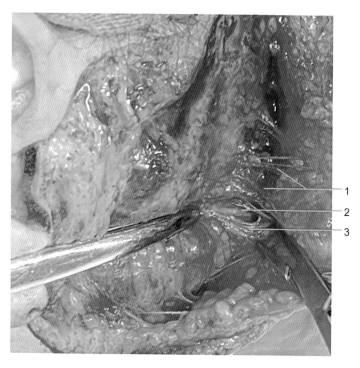

图3-4-12　剥离颧韧带

1. 颧韧带　2. 面神经颧支　3. 面横动脉穿支

① 离断颧韧带。

② 保护面横动脉穿支（图3-4-13）和面神经颧支，这是充分离断颧韧带操作中的重点注意事项。

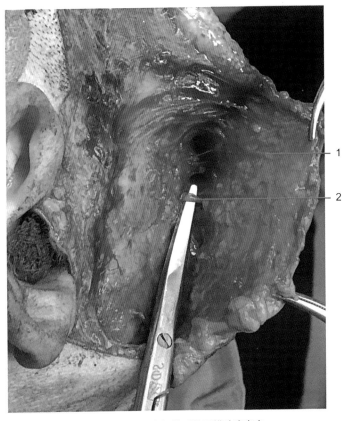

图 3-4-13　离断颧韧带后的面横动脉穿支

1. SMAS 瓣　2. 面横动脉穿支 SMAS 下段

（4）注意事项

① 颧眶动脉恒定。

② 面神经颞支不恒定。

③ 颧眶动脉横跨面神经颞支的浅面（图3-4-14）。

它们的层次由浅到深为：颧眶静脉、颧眶动脉、面神经颞支（图3-4-15）。

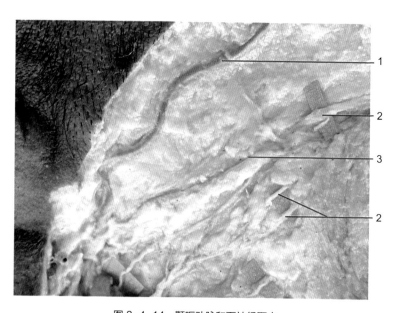

图 3-4-14　颧眶动脉和面神经颞支

1. 颞浅动脉额支　2. 面神经颞支　3. 颧眶动脉

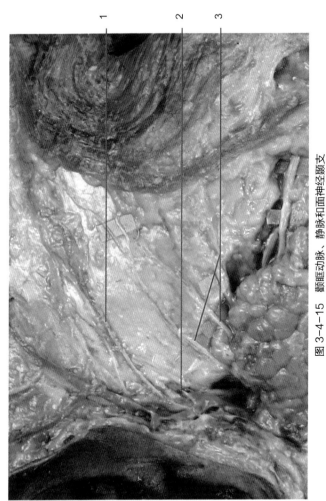

图 3-4-15 颧眶动脉、静脉和面神经颞支

1. 颧眶动脉 2. 颧眶静脉 3. 面神经颞支

④ 面神经颞支均在颞浅动脉额支的下方走行（图
3-4-16）。

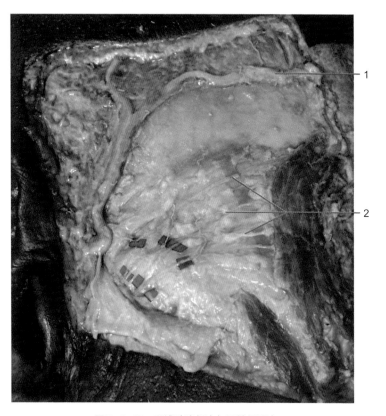

图3-4-16 颞浅动脉额支与面神经颞支

1. 颞浅动脉额支 2. 面神经颞支

⑤ 面神经分支都有明确的小血管伴行（图3-4-17）。

⑥ 清晰的手术视野和打开邻近的面部间隙对手术有益。

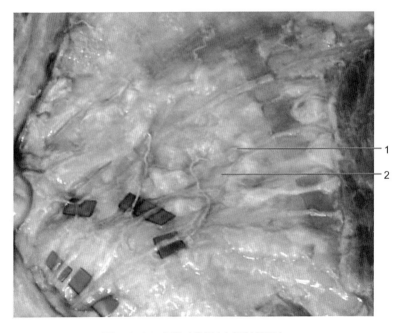

图3-4-17　颞浅动脉额支与面神经颞支

1. 与神经伴行的营养血管　2. 面神经颞支

3. 颧弓下区（腮腺区、咬肌区、耳垂区）SMAS瓣剥离的技术要点（低位SMAS技术）

（1）切口设计

于颧弓下1cm水平做切线，耳垂前1cm与颧弓做垂直切口，呈一倒L形切口，至耳垂根部转向耳后约1cm后反折回耳垂前，在耳垂下方形成三角形皮瓣（为预切除的SMAS组织），向下延伸至颈阔肌（图3-4-18）。

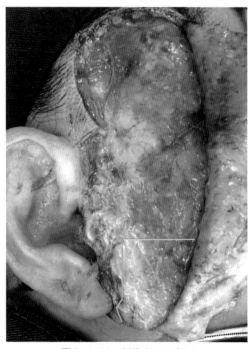

图3-4-18　低位SMAS切口

（2）剥离层次和范围

剥离层次为腮腺咬肌筋膜浅面。

剥离范围为腮腺、咬肌向前至颊间隙（图3-4-19），耳垂区耳垂下约1cm。

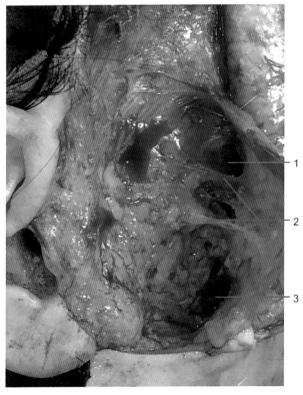

图3-4-19　SMAS瓣剥离范围

1. 颧前间隙　2. 颧韧带　3. 咬肌前间隙

（3）重要解剖结构

该区有咬肌皮肤韧带（图3-4-20）、面神经颊支与颊脂垫（图3-4-21）。

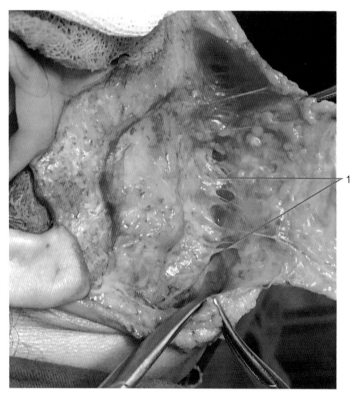

图3-4-20　咬肌皮肤韧带

1.咬肌皮肤韧带

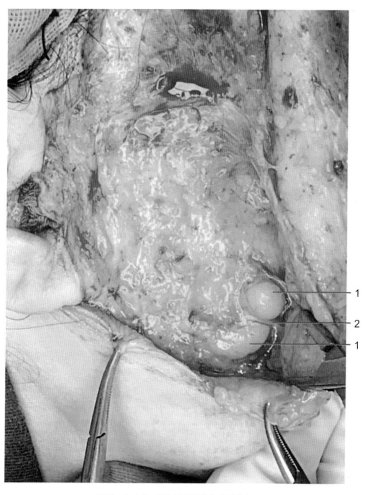

图3-4-21　面神经颊支与颊脂垫

1. 颊脂垫　2. 面神经下颊支

（4）剥离技法

① 腮腺区：在腮腺筋膜表面剥离 SMAS，注意保护腮腺筋膜（图 3-4-22）。

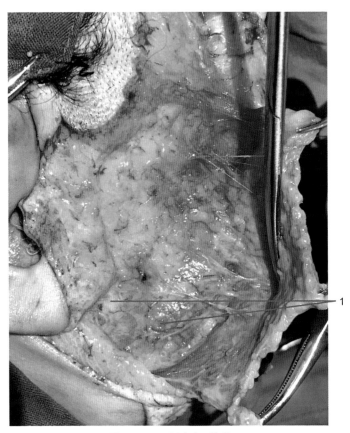

图 3-4-22　腮腺咬肌筋膜

1. 腮腺咬肌筋膜

② 咬肌区：在咬肌筋膜表面的脂肪组织与 SMAS 深面之间剥离，保留咬肌筋膜完整，避免面神经分支损伤（图3-4-23）。

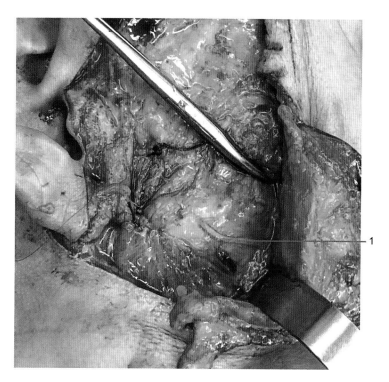

图 3-4-23　咬肌筋膜及其深面的面神经颊支

1. 面神经颊支

在咬肌前缘离断咬肌皮肤韧带（图3-4-24），于咬肌下1/2表面进入颊间隙，可显露颊脂垫。颊脂垫表面或邻近有面神经颊支通过（图3-4-25）。注意保护面神经颊支。

③ 耳垂区：术中耳垂下SMAS采取钝锐结合的方式剥离，离断颈阔肌耳韧带（图3-4-26），注意保护耳大神经分支。

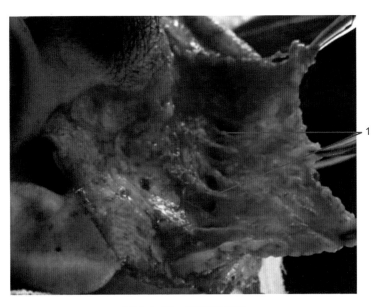

图3-4-24　咬肌皮肤韧带

1.咬肌皮肤韧带

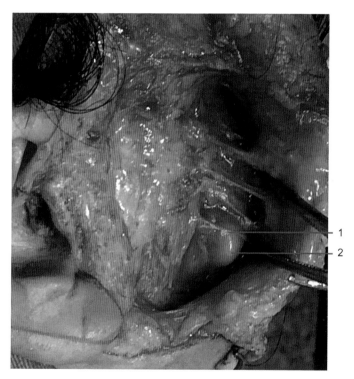

图3-4-25　面神经颊支与颊脂垫

1. 面神经颊支　2. 颊脂垫

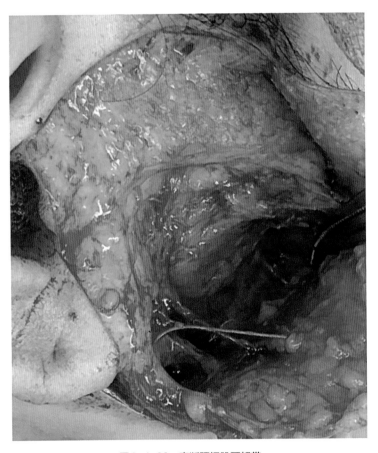

图 3-4-26　离断颈阔肌耳韧带

三、注意事项

1. 避免出血及术后血肿

（1）在皮肤切开的过程中，注意保护耳轮脚前方的颞浅动、静脉。

（2）在 SMAS 瓣剥离的过程中，注意保护面横动脉穿支及颧眶动脉。

（3）在悬吊固定的过程中，高位悬吊时注意保护颞浅动脉额支。

2. SMAS 瓣剥离技巧："两宜"与"两不宜"

（1）SMAS 浅面宜深。在 SMAS 浅面剥离时，可略深。在发际内时，有利于保护毛囊；在发际外时，有利于保护真皮下血管网。

（2）SMAS 深面宜浅。在 SMAS 深面剥离时，可略浅，有利于保护面神经分支。如此操作可达到双保险的目的。

（3）SMAS 浅面不宜浅。否则，发际内容易损伤毛囊，导致脱发；发际外容易破坏真皮下血管网，导致色素沉着。

（4）SMAS 深面不宜深。否则，易损伤面神经分支。如此操作最危险。

第五节　SMAS瓣悬吊与固定

一、悬吊方向

　　SMAS瓣悬吊方向的选择对提升术后面部软组织的解剖位置及术后面部的形态和表情都有重要的影响。垂直向上悬吊既可以有效地对抗长时间的、持续的重力作用导致的软组织下垂，又可以增加颧突区饱满度，使面部重返年轻态。

二、悬吊位置

　　颧弓上区、颧弓区和颧弓下区。

三、悬吊固定点

　　1. 高位SMAS瓣悬吊固定点

　　将SMAS瓣垂直向上悬吊，固定在颞浅动脉额支以上的颞深筋膜上（图3-5-1）。颞深筋膜固定点应避开颞浅血管和面神经颞支。注意面部两侧的悬吊固定点位置一致。

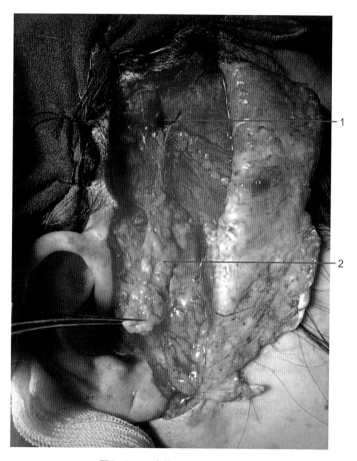

图3-5-1　高位SMAS瓣悬吊

1. 高位悬吊点　2. 切除的SMAS组织

2. 低位SMAS瓣悬吊固定点

将SMAS瓣垂直向上悬吊，固定在颧弓中段骨膜上（图3-5-2）。

3. 颈阔肌耳韧带悬吊固定点

耳屏间切迹前方的颈阔肌耳韧带是颧弓下区SMAS瓣的悬吊固定点。

四、注意事项

1. SMAS松解的程度

低位SMAS技术适用下面部，对中面部改善效果不佳。因为SMAS松解的程度不足，限制了提升中面部和眶下区的力量，所以在设计中不适用于中面部。高位SMAS技术，尤其是超高位SMAS技术提升的力量不仅可以改善下面部，还可改善中面部和眶下区。

2. SMAS复位方向

SMAS瓣向上方提升，其与皮肤瓣分层，可按不同方向提升。

3. 关键缝合点位置及层次的双侧对称性极为重要。

以上每个因素都将影响术后面部轮廓及面部表情。

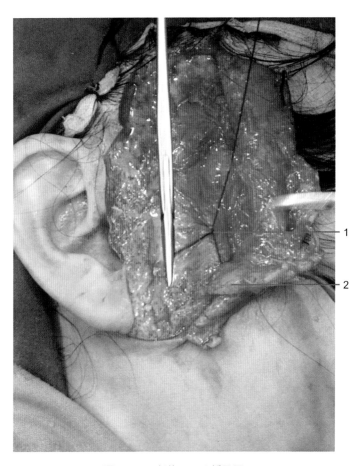

图3-5-2　低位SMAS瓣悬吊

1. 低位悬吊点　2. SMAS瓣

第六节　皮瓣悬吊与切口闭合

一、提升方向

斜后上方，垂直于鼻唇沟方向。

二、关键固定点

鬓角、耳轮、耳屏、耳垂、颅骨间沟乳突下段止端。

三、耳屏缝合

起于耳轮脚，止于耳屏间切迹。皮缘略修剪变薄，利于对合皮缘及保持耳屏的自然形态和外观（图3-6-1）。

四、耳垂缝合

保留耳垂的美学形态（图3-6-2，图3-6-3）。

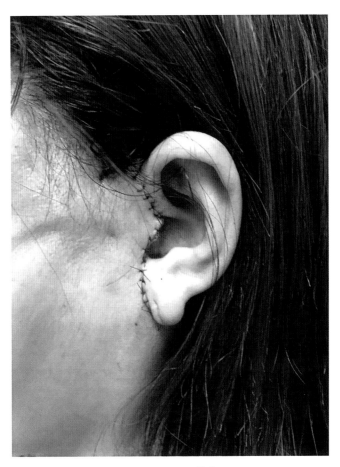

图3-6-1 耳屏缝合

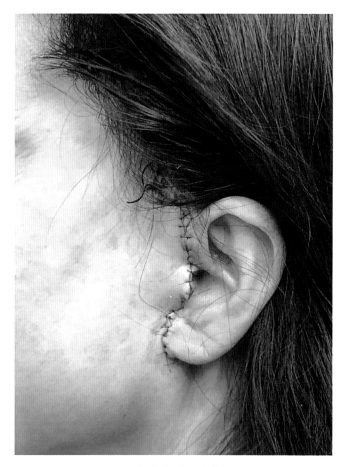

图 3-6-2　耳垂缝合

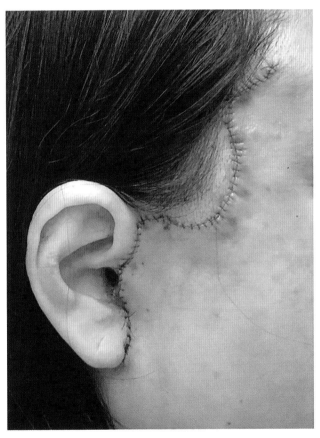

图3-6-3 切口缝合

五、皮下缝合

用可吸收线广泛、间断缝合浅筋膜与 SMAS，尽量减小张力、缩小死腔。

六、切除多余皮肤

切除各部位多余的皮肤，在无张力情况下闭合皮肤切口（图 3-6-4）。

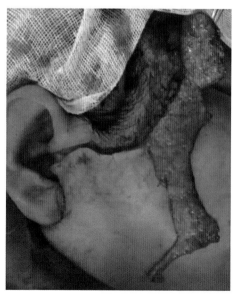

图 3-6-4　切除多余皮肤

七、切口不包扎

切口不包扎，无须引流（图3-6-5，图3-6-6）。

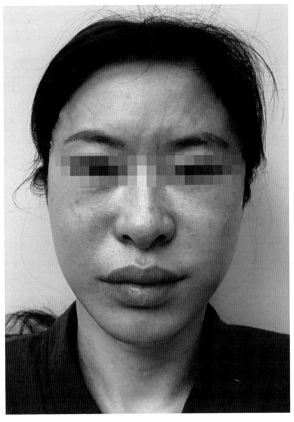

图3-6-5 术后即刻

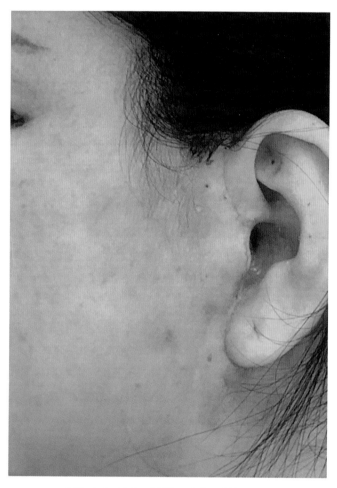

图3-6-6 术后一个月切口愈合，痕迹不明显

第七节　并发症预防与处理方法

一、血肿

血肿是术后最常见的并发症，在术后12小时内出现。常见的出血血管是颞浅血管、颧眶动脉、面横动脉穿支（图3-7-1）。术中精准剥离，可避免血管损伤，减少出血。

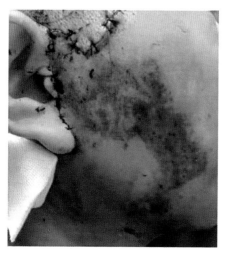

图3-7-1　血肿

二、感觉神经损伤

剥离皮瓣时感觉神经终末支离断，出现自限性面部感觉异常。耳大神经损伤可导致耳外侧部分和耳前、耳后区皮肤麻木，一般6~12月后可恢复。

三、面神经分支损伤

面神经分支损伤是最严重的并发症。因麻醉作用，术中不易被术者察觉。最易损伤的面神经分支是颊支，由于有旁系分支的相互交联，永久损伤少见。面神经颞支损伤不易完全恢复（图3-7-2）。术中精细、精准剥离，SMAS深面剥离宜浅，以保护面神经分支。

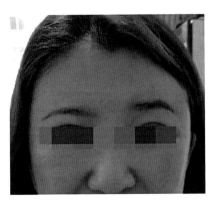

图3-7-2　右侧面神经颞支损伤

四、切口瘢痕增生

较常见。通常发生在耳前或耳垂周围。常见原因有瘢痕体质、切口设计不合理及张力缝合等。合理设计切口非常关键（图3-7-3）。

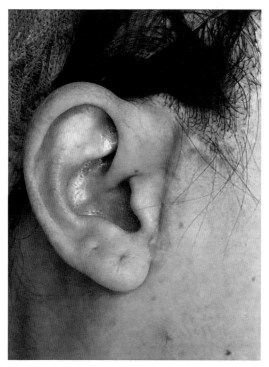

图3-7-3　右侧切口瘢痕

五、头发缺失

头发缺失通常是技术失误造成的，如毛囊受损、缝合过紧、张力过大。颞部皮下剥离层次与毛囊相邻，操作时应将头皮提起，剪刀垂直、顺着毛囊剥离，避免损伤毛囊，导致脱发（图3-7-4）。

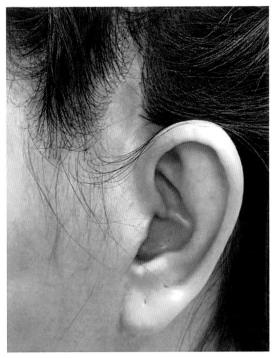

图3-7-4　左侧毛发缺失

六、皮瓣血运障碍

做皮下剥离时，应紧贴 SMAS 的表面进行剥离。如剥离过浅，可损伤真皮下血管网，引起表面皮肤血供障碍，导致皮肤坏死（图 3-7-5）。

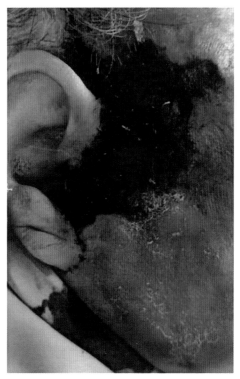

图 3-7-5　皮肤坏死

七、耳屏、耳垂变形

变形的主要原因包括缺乏审美、不合理设计和手术技术不佳。耳屏变形有回缩和缺失等。耳垂变形有位置不正常，常见的如"外科手术耳"和"鼠耳畸形"（图3-7-6）等。

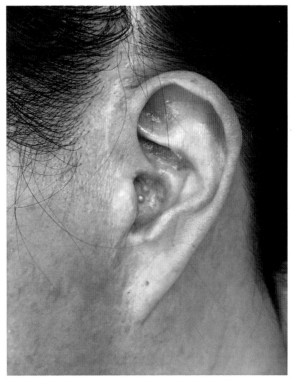

图3-7-6　鼠耳畸形

八、发际线后移和变形

造成此类情况的常见原因是手术切口设计缺陷。术前需要评估提升的程度及面部皮瓣提升移位后鬓角和颞部头发的位置，再合理设计切口位置。发际线后移常导致不自然的外观，破坏鬓角的美学（图3-7-7）。

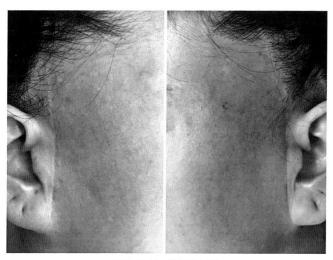

图3-7-7 发际线变形

九、切口位置异常

耳前及耳后区切口位置异常（图3-7-8）会导致切口暴露，如恢复不佳则会出现非常明显的印迹或瘢痕，求美者难以接受。

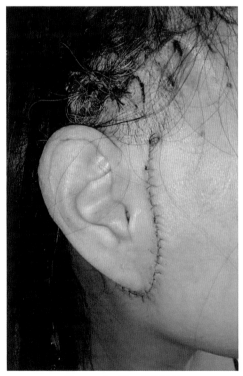

图3-7-8 切口位置异常

十、外观异常

过度牵拉皮肤而忽略 SMAS 层的提升处理，会出现内松外紧的"面具"外观。双侧皮肤及 SMAS 瓣的剥离范围、提拉方向和角度、悬吊位置，以及去除皮肤及 SMAS 的量不一致等，都有可能导致面部不对称。不当的 SMAS 瓣转移则会引起面部轮廓不规则。排除术前不对称情况，术后即刻出现明显的两侧面部不对称，数小时后恢复正常的，是局部麻醉药暂时麻痹面神经分支引起的。术后 4～6 小时，若双侧不对称症状没有缓解，则可能为面神经暂时性或永久性损伤。

十一、腮腺和腮腺管损伤

多出现于二次修复手术。这类求美者大多此前做过"线雕"，面部吸脂，注射过脂肪、生长因子、奥美定或其他不明注射物。还有一部分求美者虽然是初次手术，但既往有腮腺炎病史。以上原因都会导致腮腺浅筋膜与腮腺被膜粘连，在剥离过程中容易引起腮腺被膜破损，导致腮腺实质有不同程度的损伤。腮腺管所在的层次相对较深，如出现损伤，一般为剥离层次错误。腮腺或腮腺管损伤后，容易形成腮腺瘘（图 3-7-9）。

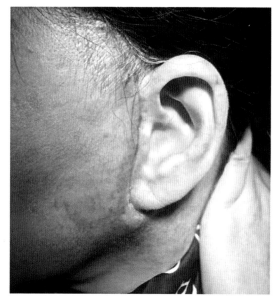

图3-7-9　腮腺瘘

第八节　术后管理

术后恢复期可出现轻度的肿胀和疼痛。术后早期需要规律随访，以帮助求美者度过恢复期。

一、肿胀

术后48～72小时，伤口附近略肿胀。一般情况下，采取术后24～72小时内冷敷，72小时后热敷的办法。若出现明显肿胀，应及时就诊。

二、疼痛

术后一般出现轻度疼痛，必要时口服芬必得48小时。若有明显疼痛应及时就诊。

三、拆线

术后7天间断拆线，9天全部拆除。

第九节　其他

一、陈氏面部SMAS除皱术美学效果

1. 皮肤瓣提紧可改善面部皮肤松弛状态，恢复年轻态。

2. SMAS瓣提紧可使面部SMAS浅层和深层脂肪等松垂的软组织复位，恢复面部自然、年轻的轮廓。

3. 颧韧带、咬肌皮肤韧带松解，可解除对SMAS的牵拉和限制，提供美学的多样性。如方向的多样性，更好地控制垂直方向的面部脂肪复位，能维持长期效果，降低皮肤张力。

二、面部SMAS除皱术术式对比

术式名称	内容	优点	缺点
SMAS 折叠术	SMAS 折叠缝合，不剥离 SMAS 层	操作简单，无面神经分支损伤风险	效果欠佳或失败
微创颞深筋膜悬吊术（MACS）	通过环形缝线传经多处 SMAS 以提升，固定于耳屏前、颧弓上方颞深筋膜处	操作简单，无面神经分支损伤风险。恢复时间短	效果欠佳，局部脂肪聚集出现局部突出外观。术后早期疼痛，张闭口活动受限
外侧 SMAS 切除术	切除腮腺前缘的 SMAS	减少皮肤、SMAS 剥离。面神经分支损伤风险低。SMAS 瓣未被提升。复位固定可靠、简单、直接	韧带未松解限制了组织移动
联合皮肤 SMAS 提升术	将皮肤、浅筋膜、SMAS 作为一个层次整体剥离、提升、固定	剥离一个平面，可完全松解韧带	存在损伤面神经分支可能。皮肤、浅筋膜、SMAS 向同一个方向移动
双平面 SMAS 除皱术	剥离皮肤、SMAS 两个独立组织瓣，完全松解韧带	向不同方向提升皮肤、SMAS，无须张力悬吊皮肤	手术时间长，技术难度增加
高位 SMAS 技术	颧弓上剥离颞浅筋膜，离断颧韧带	改善面颊下部、中面部和眶下区老化	面神经分支损伤风险大，出血
低位 SMAS 技术	颧弓下剥离 SMAS	可改善面颊下部老化	面神经分支损伤风险大，出血

三、器械准备

1. 基本器械（图3-9-1）

刀、组织剪、止血钳、持针器、针、线等。

2. 缝合线选择

（1）SMAS、皮肤悬吊选择2-0可吸收缝合线。

（2）头皮内缝合选择2-0不吸收丝线。

（3）发迹缘、耳前及耳后皮肤缝合选择5-0、6-0尼龙线。

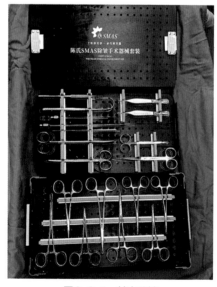

图3-9-1　基本器械

后　记

不知不觉中，我踏入医学殿堂已30余年。自1994年神经解剖学硕士研究生毕业后，我一直从事整形外科工作。2004年开始研究SMAS除皱术，才真正把以往的神经解剖学知识应用到临床实践中。直面自己、直面业界，才真正认识到SMAS除皱术最核心的基础是面部精细解剖，尤其是颧韧带、面神经分支和颞浅动脉。通过与大连医科大学解剖教研室密切合作，对面部解剖进行精细化研究，使我获益良多，改变了我以往从文献中获得的认知。进而，我和团队人员提高了手术技能，优化了手术流程，对SMAS除皱术进行了革命性的改进，使SMAS除皱术达到了完美的艺术境界。

潜心30余年，醉心于SMAS。

集百家所长，成一家技艺。

陈学善

2022.02.02

图书在版编目（CIP）数据

陈氏面部SMAS除皱术 / 陈学善，于胜波，王春梅主编 . —北京：电子工业出版社，2022.9

（医学美容解剖与临床系列丛书）

ISBN 978-7-121-43991-9

Ⅰ. ①陈… Ⅱ. ①陈… ②于… ③王… Ⅲ. ①面－美容术

Ⅳ. ①R622

中国版本图书馆CIP数据核字（2022）第129647号

责任编辑：郝喜娟

特约编辑：郭　遐

印　　刷：北京缤索印刷有限公司

装　　订：北京缤索印刷有限公司

出版发行：电子工业出版社

　　　　　北京市海淀区万寿路173信箱　　邮编：100036

开　　本：787×1092　1/32　印张：5.5　字数：123千字

版　　次：2022年9月第1版

印　　次：2022年9月第1次印刷

定　　价：98.00元

凡所购买电子工业出版社图书有缺损问题，请向购买书店调换。若书店售缺，请与本社发行部联系，联系及邮购电话：（010）88254888，88258888。

质量投诉请发邮件至zlts@phei.com.cn，盗版侵权举报请发邮件至dbqq@phei.com.cn。

本书咨询联系方式：haoxijuan@phei.com.cn